U0391605

北京协和医院妇产科主任医师、教授、博士研究生导师

谭先杰 著

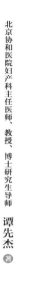

话说

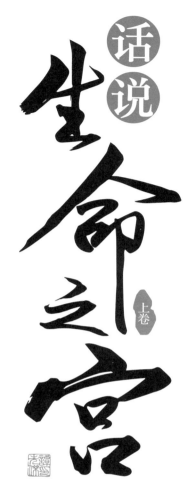

生命之宫

上卷

中国妇女出版社

图书在版编目（CIP）数据

话说生命之宫. 上卷 ／ 谭先杰著. －－ 北京 ：中国
妇女出版社，2023.6
ISBN 978-7-5127-2187-6

Ⅰ.①话… Ⅱ.①谭… Ⅲ.①女性－保健－基本知识
Ⅳ.①R173

中国版本图书馆CIP数据核字（2022）第191196号

责任编辑：李一之
封面设计：末末美书
责任印制：李志国

出版发行：中国妇女出版社
地 址：北京市东城区史家胡同甲24号 邮政编码：100010
电 话：（010）65133160（发行部） 65133161（邮购）
网 址：www.womenbooks.cn
邮 箱：zgfncbs@womenbooks.cn
法律顾问：北京市道可特律师事务所
经 销：各地新华书店
印 刷：鸿博昊天科技有限公司

开 本：165mm×235mm 1/16
印 张：20
字 数：300千字
版 次：2023年6月第1版 2023年6月第1次印刷
定 价：69.80元

如有印装错误，请与发行部联系

推荐序一

这是谭先杰大夫用章回体写的医学科普书,应该说是一种创造。

通常的科普文章,体裁上多属于科学小品,文法比较随意,把科学道理说清楚就可以了。也有讲故事的,轻松自然,更可以吸引读者。此外,还有科幻小说、科学诗等。

但写得好,都不容易。

章回体科普较少见。这让我想起少儿时代读的小说,我小学四年级读《说岳全传》,后来又喜欢《三国演义》《水浒传》,并不太喜欢《西游记》(我觉得看看皮影戏就可以了)。我初中时开始读《红楼梦》,是到书店断断续续读的,不敢把书买回家,怕父母不高兴。其实,也是懵懵懂懂,不甚了了。

谭大夫用章回体写医学科普倒是蛮有意思。首先是章回,一回一回,独立成章;一回一回,又能连贯。这既轻松又自然,饶有情趣,显然借鉴了古典章回体小说的套路,题头四字宛如刀枪剑戟杀出,后一句则是科技武器收兵。这种方式既引人入胜,又内涵深藏。

全书信息丰富,有解剖生理,有诊治预防。作者讲生理、说疾病,语言朴实无华、流畅无碍,有时拟人说事,有时严肃论理。作者的科学功底和文字功夫,均堪上乘,方可驾轻就熟。

最值得称道的是,谭先杰大夫热爱医学、热爱科学、热爱病人的仁慈之心。在繁忙的临床工作之余,舍得花时间、精力撰写科普,就是舍得花时间、精力感恩公众，就是舍得花时间、精力奉献社会。这种舍得非常值得！

有位医学哲人说："你仅仅是个好医生，就不是一个好医生。"太深刻了！每每让我沉思良久。也就是说，仅仅满足于做个好的临床医生是不够的，还应该想得更多，做得更多，就像谭先杰大夫一样。

权作为序！

中国工程院院士、教授、博士研究生导师
中国医学科学院北京协和医院妇产科主任

2014 年盛夏　于北京

推荐序二

与北京协和医院妇产科教授谭先杰谈话，首先扑面而来的是重庆人的气息，他热情、阳光、开朗、智慧、想象力丰富、坚毅、执着、勇敢、仗义……滚滚长江赋予胸怀，巍峨巴山练就筋骨。想不到他那双曾经上山打柴、下地割猪草的手，不仅能做漂亮的手术，还能写出令人赞叹的文章。

记得中国医学科学院肿瘤医院的程书钧院士讲过，什么时候医院重视预防、重视科普，医院才真正成为医院。健康科普专家洪昭光教授有次请我为科普写一句话，我写下"科普即慈善"。没有爱，无法在非利益驱动下做科普；没有爱，更无法坚持做科普。作为知名临床专家，谭先杰教授能在百忙之中坚持做科普，此实为仁爱之举。

科普重要的不是传播知识，而是促进大众提高科学素养。不少民众并不真正相信科学，心灵深处始终渴望深山老林会走出一个拿着仙草的道长，于是这些年我们见识了一个个活灵活现的"大师"，看到了各种各样的"神功"，看到了形形色色的疗法……科学知识传播，科学精神普及，任重道远。

网络社会使科学知识迅速传播，遗憾的是，网上最多的是健康知识，最不可靠的也是健康知识。我们如何向大众提供可靠的健康知识？中国需要更多像谭先杰教授这样高水平、高社会责任感的好医生，他们应走在医学科普的前沿，以救厄立志，以学问立身，以科普救人救社会！先杰写了不少好的科普书，在多家电视台做节目，细心、生动讲解女性的解剖、生理、病理，如何预防疾病，如何配合医生治疗疾病……喜欢他的为人、他的想象力、他对事业的忠诚，喜欢他的学风、他的科学精神，也喜欢他的文笔、他的书法、他自己的设计……读先杰教授的书，是收获，是欣赏，是享受。

中国协和医科大学出版社原社长　袁　钟

2016 年 5 月 于望京东湖湾

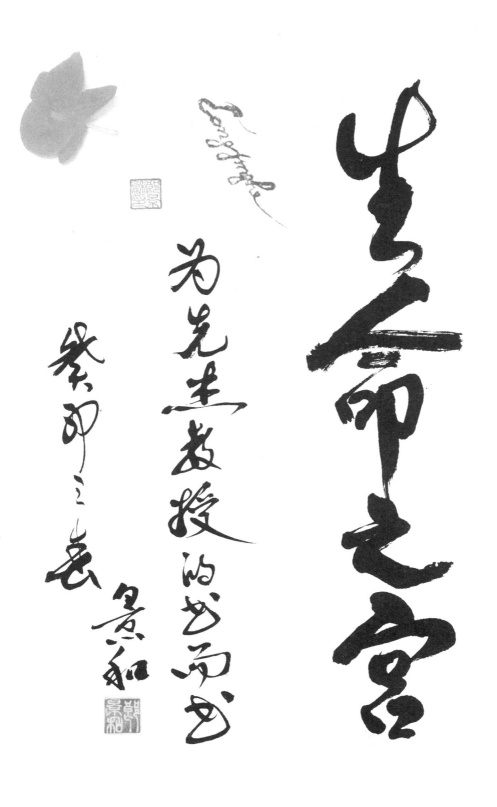

生命之宫

为先生教授的书而书也

癸卯之长夏 景和

刀筆之力

區區之功

同發於腕

皆成於心

舉隸
十竹齋

如璟先生教授以共勉

二〇一九七一月十月

景和

景和用筆

作者与导师——中国工程院院士、著名妇产科学家郎景和教授

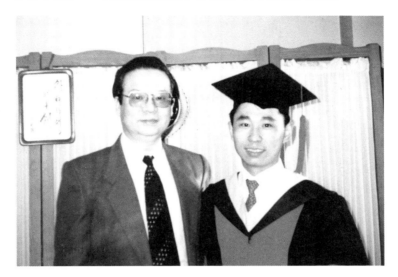

摄于2000年

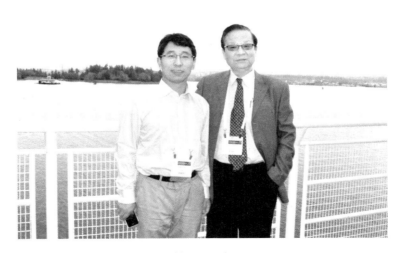

摄于2012年

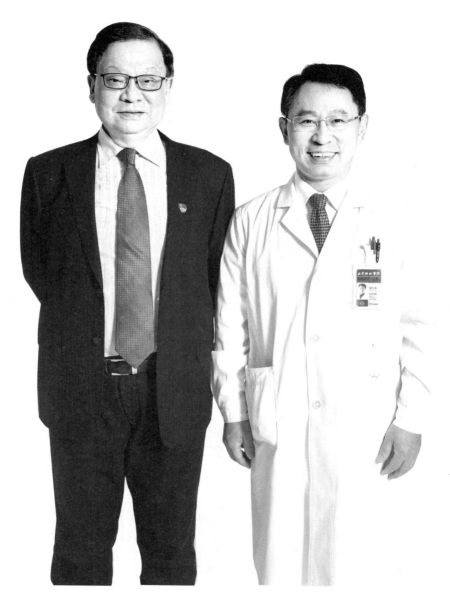

摄于2021年

原版序

　　《子宫情事（上卷）》共 56 回，介绍了子宫的解剖、生理结构之后，主要讲述了子宫在有怀孕分娩任务时的健康问题，属于产科的内容，仅在后半部分讲述了外阴、阴道和子宫颈的健康问题。《子宫情事（下卷）》也是 56 回，讲述的主要是子宫在没有怀孕分娩任务时的健康问题。

　　旧版《子宫情事》出版后得到众多读者的认可，收到了不少建议和批评，很多读者督促我尽快把余下部分写完。同时，"子宫情事"丛书获得北京市科学技术委员会科普专项资金资助。但由于种种原因，我停笔两年之后才重新动笔。

　　尽管在做妇科肿瘤医生之前，我当了 10 年普通妇产科医生，但由于北京协和医院妇产科专业划分很细，而学科进展又很迅速，所以坦率地讲，《子宫情事（上卷）》的有些内容，尤其是产科部分我写起来比较吃力，读者读起来也有困难。进入妇科部分后，我写起来顺手了许多，关于子宫颈病变的内容，得到了很多人一致的肯定。

　　想怀孕却怀不上（不孕）以及不想怀孕又怕怀孕（避孕）是人类生殖领域的两大难题。在《子宫情事（下卷）》中，我用 8 回的篇幅讲了子宫内膜的生理问题、月经异常和不孕不育的问题，用 4 回的篇幅讲了避孕和流产的问题。然后我用 4 回的篇幅谈了子宫内膜癌的问题，部分内容在北京卫视《养生堂》节目中讲过。

　　子宫肌瘤是女性最常见的妇科良性肿瘤，很多女性都会与它不期而遇。我用 16 回的超大篇幅，对子宫肌瘤相关的医学问题进行了全面梳理。

这些内容曾发表在《人民日报》健康版，还以《子宫肌瘤十日谈》为题发表在我的自媒体平台，反响极好。

滋养细胞肿瘤是发生于子宫的肿瘤，虽然少见却很致命。攻克绒癌是以宋鸿钊院士为首的北京协和医院妇产科对世界的贡献之一。子宫内膜异位症累及 15% 的育龄女性，它引起的痛经、不孕和盆腔包块严重影响了女性的健康和生活质量，被称为"良性癌"。郎景和院士领导的团队对该病的发病机制和临床问题进行了全面研究，是协和妇产科对世界的又一贡献。

子宫及其他生殖器官的畸形、两性畸形问题相对少见，却也很重要，为人父母者，只有对这些疾病有所了解，才能及早发现孩子的问题。更年期是每个女性都要走过的一段旅程，涉及的内容很多，本书仅做简单介绍。进入老年期后，盆腔脏器脱垂和尿失禁成为女性的常见疾病，希望没有进入更年期和老年期的读者，阅读本书后能更多地关注母辈的健康。

卵巢是子宫"娘娘"的"婆婆"，本身发生的疾病很多，良性和恶性的都不少，需要专门论述，本书仅摘要谈谈而已。为了内容的完整性，本书对乳房的健康问题也给予了简要介绍。

全书为什么是 112 回？这与《子宫情事》写作提纲的完成时间有关。2013 年 12 月，在协和妇产科每年一次纪念林巧稚大夫诞辰的会议期间，我完成了写作提纲的编写，而该年恰好是林巧稚大夫诞辰 112 周年！因此，有以此作为纪念之意。"科普是科学家的责任"，林巧稚大夫教导郎景和院士做科普，而郎景和院士又指导我们写科普，我们是这种精神的传承者。

我对妇科肿瘤部分的科普是有底气的。鉴于专业的细化，其他部分可能有不全面或失之偏颇之处，敬请同行和读者批评指正。

希望《子宫情事》能对您认识自己有所帮助，能为您的健康保驾护航。

谭先杰

2016 年 5 月于北京

修订说明

转眼之间，《子宫情事》出版距今已经 6 年有余。这些年来，医学理念或观点有了不少更新。若不及时修订，有些知识点就落伍了，就可能误导读者。这是本次修订《子宫情事》的主要原因。

《子宫情事》出版后受到读者和专家的广泛好评，先后入选 2016 年科技部全国优秀科普作品、2017 年健康中国十大科普图书、中国健康科普创新大赛十佳科普图书等。围绕《子宫情事》，作者在全国做了近 200 场女性健康科普知识公益讲座，在中央电视台等主流媒体录制了 10 余期节目，在各种媒体平台发布了千余篇女性健康科普文章，以及大量音视频，其中很多阅读量或浏览量超过 10 万次，直接受众人次超过 3 亿。读者和网友的反馈，作者都整理保存了下来，成为本次修订的重要素材。

女子体内有一座世界上最精密、最温暖、最神秘的宫殿，我们每个人都曾经在这座宫殿里住过 9 个月。然而，出于种种原因，涉及女性生殖健康的词汇，如子宫、卵巢等，在网络传播环境中容易被屏蔽。为了破解这一多方协调均无解的难题，作者与出版社讨论后，决定将本著作的名字由《子宫情事》改为《话说生命之宫》。尽管书名改了，但作者致力女性健康科普的初心未变，依然认为《子宫情事》的"情"与书中内容非常贴切。书中之"情"是与女性健康相关的"病情"、母子相连的"亲情"、男女之间的"爱情"，更是作者饱含因少年丧母而希望悲剧不在其他家庭重演的"感情"。

《话说生命之宫》这一书名非常大气，也更符合"生命至上"的精神。除了更名之外，本次修订工作还包括两个方面：一是内容上的修订，二是形式上的改动。

内容上，作者逐字逐句对全书进行了修订，删除了一些陈旧观念，增加了一些新的内容。这部分的修订工作是最花时间的，但也是最容易完成的，因为这些工作都与作者的专业相关。

形式上，做了两项改动。本著作结构为章回体，共 112 回，每一回回目的前半部分正好可组成 7 首古诗，这是本著作的创作特色之一。有专家建议，既然是章回体，何不仿照《水浒传》《三国演义》等，每一回均用一首诗或对仗句进行总结？作者采纳了这一建议，在每一回正文末尾加了一首七言古绝。每一古绝只求押韵，不拘平仄，基本模仿作者家乡渝东土家族的民间文学形式——喊彩（一种只求押韵的即兴打油诗）。点缀而已，不必较真。

还有专家建议，与其每一回目的前半部分用一句意思不完整的七言诗，不如将其精练为四个字。如此，不仅像《千字文》一样朗朗上口，还可以与文末的总结诗形成呼应，而且还不重复。比如，头四回的前半部分就从"含而不露镇中堂，激情迸发映两厢。弹丸之地太后临，风情万种温柔乡"变为"含而不露，激情两厢。弹丸之地，温柔之乡"，可以给读者留下更多的补白空间。作者同样采纳了这一建议，仅保留了原版七言诗的书法作品作为留念。

把此著作献给广大女性朋友，让她们以子宫为中心，全面了解女性健康知识，拥有健康，绽放美丽，是我的小目标。在目前我国人口形势极其严峻的大背景下，保护人类繁衍的执行器官——子宫的健康，是医学上需要完成的大任务，希望《话说生命之宫》能为此贡献微薄之力。

一如既往恳请读者朋友提出宝贵意见。

谭先杰

北京协和医院妇产科主任医师、教授、博士研究生导师
国家健康科普专家库首批成员
2023 年初夏

目录

楔子

白领丽人，普通主妇，
职场领袖，业界翘楚……
回到家中，一样的女人！

收拾妥当，沐浴更衣，
借着书香，欣赏自己，
独自阅读，或与伴侣一起。

关注健康，了解身体
避开疾病，呵护美丽
我们从一个女性器官谈起！

它是每个人都曾住过的"黄金居室"，
温馨，私密；
又是女性每月生理现象的源头，
忠实无比。

它给万千家庭带来天伦之乐，
让人惊喜；
它又是某些女人心中的伤痛，
让人难以平息……

如果说红颜如花、女人似水，
那它就是花之蕊心，
水之灵魂。
它就是子宫！

让我用 30 年的医学沉淀，
将这场"子宫情事"，
一回一回，
说给您听！

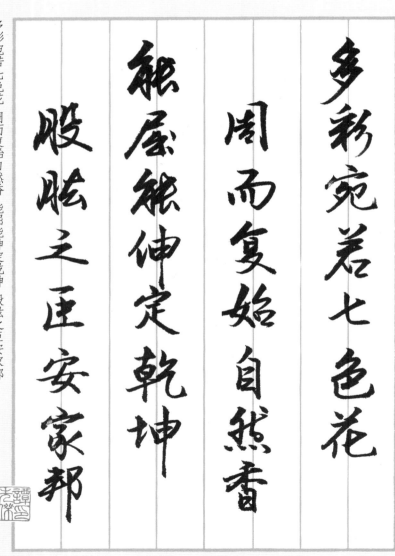

多彩宛若七色花　周而复始自然香　能屈能伸定乾坤　股肱之臣安家邦

多彩宛若七色花

周而复始自然香

能屈能伸定乾坤

股肱之臣安家邦

含而不露镇中堂

激情迸发映两厢

弹丸之地太后临

风韵万种温柔乡

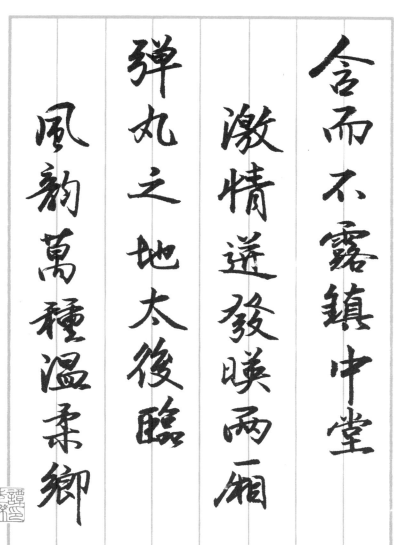

含而不露镇中堂 激情迸发映两厢 弹丸之地太后临 风韵万种温柔乡

含而不露：子宫的解剖和生理白描

　　子宫是本书的当然主角、绝对一号。顾名思义，子宫是女性体内一座供子嗣后代暂时居住的宫殿，深藏于女性下腹部盆腔中央，被一圈骨头（骨盆）保护着。那么，这位含而不露的主角身材怎样？相貌如何？本事多大？让我们一起，轻拨香帘见真容！

　　在中国远古神话中，盘古开天辟地之前的那片混沌世界，或许就是人类在母体生活的模糊记忆。人在来到这个千奇百怪的花花世界之前，生活在母体内什么样的地方呢？我告诉您，那就是子宫。

　　子宫是女性的内生殖器官，在女性的生命长河和人类繁衍中扮演着重要角色：它是人类胎儿发育的场所，是女性每月一次生理周期（月经）的发源地。有此两点本事，足以使其地位显赫，当仁不让成为最具特点的女性身体标志！于是，我们恭敬地称它为"子宫娘娘"。

　　子宫娘娘仙居何方？文雅点儿说，它位于女性美丽的肚脐下方、微微隆起的小腹深部（盆腔），四周被一圈铜墙铁壁般坚固的骨头（骨盆）贴身保护。骨盆坚固无比，形成一个类似水果篮样的结构，天衣无缝地保护着子宫。而且，胎儿发育成熟以后要离开母体，也要适应骨盆的形状，几经周折才能降生人世。

子宫的前方是膀胱，也就是储存尿液的地方；子宫的后方是直肠，是大便通过的地方。尽管膀胱、子宫和直肠从前向后依次排列、关系紧密，但它们隶属于不同的"部门"，分别属于泌尿系统、生殖系统和消化系统。人是高等动物，这3个系统是分开的，而稍微低等的一些动物（如鸡和鸭），3个系统的出口是合在一起的，称为"泄殖腔"。

　　其实娘娘的外貌并非闭月羞花，子宫像一个倒置的鸭梨（请注意，是北方鸭梨，不是雪花梨），也有人说像立着的白炽灯泡。上面大的部分称为"子宫体"，下面小的部分称为"子宫颈"。子宫颈的一部分暴露在阴道中，直径差不多2～3个手指并排的宽度（3厘米～5厘米），医生借助特殊器械的帮助可以看到。关于子宫颈，我们暂且不多做介绍，后文将有重头戏讲述发生在这块方寸之地上的大事小情（子宫颈病变和子宫颈癌）。而子宫体则完全位于盆腔内，肉眼无法看到，正常情况下女性自己也摸不到，但医生通过妇科检查可以摸到。

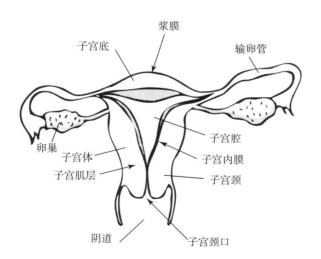

　　但说到娘娘的身材，绝对是能屈能伸的女中豪杰。在没有怀孕的时候，子宫比女性自己的拳头还要小一两圈（高、宽、厚大约分别为6厘米、5厘米、4厘米）；而在怀孕足月的时候，子宫能膨胀到比篮球还要大几圈，或者说像一个30斤左右的西瓜（直径20厘米左右）。如果子宫长了瘤子

（子宫肌瘤），可以虚胖到充满整个腹腔，重量可达数十千克。

其实，子宫并不真的像鸭梨那样是个实心疙瘩，而是一个中间有空腔的器官。中间的空腔称为"子宫腔"，它是胎儿在母体内发育的场所，是每个人都拥有过的第一套居室。大自然是公平的，无论当今世界上的人如何贵贱不同，有人豪宅别墅，有人蜗居地下，但在出世之前，居住条件是基本平等的。

这间被称为"子宫腔"的房子内表面衬有一层膜状的组织，称为"子宫内膜"，厚度可达近 2 厘米。子宫内膜的功能不可小觑，在承担怀孕任务的时候，它是发育成胎儿的那粒"金种子"（受精卵）茁壮成长的肥沃土壤；在没有怀孕生子任务的青春岁月和激情岁月（育龄期），这层膜每月要脱落一次，并经过阴道排出体外，形成月经。

这间房子的墙壁，也就是构成子宫腔的组织称为"子宫肌层"，由 3 层排列方向不同的肌肉（子宫平滑肌）组成，排列方式很有规律：内环、外纵、中交叉。正是这样的排列形式，使子宫很坚固，而且具有神奇的伸缩性。子宫壁的外面也有一层膜，称为"浆膜"。这层膜很薄，与覆盖在膀胱和肠管表面的腹膜没有区别。

多数情况下，娘娘慈眉善目、颔首听命。也就是说，在类似于水果篮的盆腔中，子宫呈前倾前屈状态。那么，作为母仪天下的一国之后，子宫娘娘需要哪些贴身宫女或者宝贝物件来稳固它的位置呢？可以说，子宫是被"八抬大轿"簇拥抬起的。

这"八抬大轿"就是子宫周围的 4 对韧带，由结缔组织和平滑肌组成。子宫圆韧带使子宫保持向前倾斜的位置；阔韧带比较宽阔，从子宫两侧壁分别向两边延伸，到达骨盆壁，它的上缘是游离的，把"水果篮"（盆腔）分为前、后两部分；阔韧带的下部增厚，横于子宫颈两侧和骨盆侧壁之间的部分称为"主韧带"，以前认为它能起到固定子宫颈位置的作用，现在认为，主韧带其实不是真正的韧带，其作用主要在于维持子宫功能，营养子宫的血管和支配子宫的神经均在主韧带中；还有 1 对韧带从子宫颈的后上方向两侧绕过直肠到达骶骨前的筋膜，称为"子宫骶骨韧带"，能把子宫颈向后上方牵引，使子宫保持前倾位置。

子宫就是靠这4对韧带和骨盆底的肌肉以及筋膜组织的支撑作用保持其正常位置的。之所以特别提出这些支持结构，是因为随着年龄和分娩等因素的影响，在一些老年女性中，这些韧带以及盆底肌肉和筋膜组织会松弛，导致盆腔的脏器包括子宫、膀胱、阴道前后壁向下脱垂或膨出，有的还管不住尿（尿失禁）。医学哲人说：人直立起来了，脏器却垂下去了。为了矫正这些问题，人们提出了缩肛运动和盆底康复锻炼，甚至阴道缩窄手术等操作。

以上就是关于子宫的简单介绍。正是：

含而不露镇中堂，生命之殿胜阿房。

十月怀胎新发地，一朝分娩是原乡。

独角戏难演，团队很重要。在浓墨重彩将子宫娘娘的神奇本事（怀孕）说给您听之前，请允许我简单介绍一下子宫的远亲近邻。有的邻居是同辈的妯娌关系，比如输卵管、阴道和外阴；有的邻居虽然隔得稍远，却是婆媳关系，比如卵巢；而远走他乡，似乎八竿子打不着的乳房，也是子宫娘娘的表亲。这些远亲近邻到底都有哪些神奇之处呢？让我以子宫为中心一一道来，请看下回分解。

附：子宫名称考

子宫是女性孕育胎儿和产生月经的器官。书中对"子宫"一词的释义为：子嗣后代（出生前）居住的宫殿，顾名思义，形象贴切。但是有人认为，子宫的含义并非如此简单，认为子宫的"子"不仅仅指代生物学意义上的孩子，而是十二生肖"子丑寅卯"中的"子"，代表时间的开始；子宫的"宫"，也不完全是房子或宫殿，而是指《易经》中的"空间、位置和存在"。"子"和"宫"两个字合起来，就是指事物时间和空间的开始之处。对于人类来说，子宫就是生命进程的开始，与子宫的英文"womb"的原意"发源地"比较契合，即生命的源头、生命的摇篮。

中国古代医学文献中对子宫的命名有如下记载。张介宾的《类经·藏象类·奇恒脏腑藏泻不同》记载："女子之胞，子宫是也。亦以出纳精气而成胎孕者为奇。"故子宫别称胞宫。在《神农本草经》中，子宫又名胞宫、子脏、子处、女子胞、胞脏、血脏，是女子排出月经和孕育胎儿的器官，属奇恒之府。

激情两厢：输卵管解剖结构和生理

输卵管是子宫两侧的一对细长的管状结构。从纯生物学角度而言，男女床第之间的那点儿浪漫故事，仅仅是一场更激动人心的大戏的前戏而已：精子先生与卵子小姐激情幽会并合二为一（受精）的欢乐谷，是在子宫的东厢或西厢的一间较为宽大的房间——输卵管壶腹部。

输卵管上风上水，是子宫的近邻，也是最亲密的妯娌。输卵管从子宫的两侧角部（子宫角）发出，左右伸展，长度与女性削如葱根的中指差不多或更长（8厘米～14厘米）。输卵管是一个中空的器官，近端管腔与子宫腔相通，远端为伞端，与卵巢相接近。输卵管的伞端犹如张开的手指（当然更多、更细），活动状态与游动的水母颇为相似。

输卵管神奇的构造，让它具有了两种功能：第一就是充当红娘，能将子宫的顶头上司（卵巢）排出的成熟的卵子小姐（人类原始生命——受精卵中女性贡献的物质）轻柔地拾取并送入输卵管，在那里等待从男性的睾丸出发，经输精管，再经女性阴道、宫颈、子宫腔和输卵管，不远万里而来的精子先生（受精卵中男性贡献的物质）的示爱和进攻。于是，输卵管自然有了第二功能：为卵子小姐和精子先生提供幽会场所。从人类生殖的超然高度，男女之间在床上进行的在俗人眼中轰轰烈烈的娱乐活动，仅仅是精子先生与卵子小姐幽会的前戏而已，多大点儿事啊。

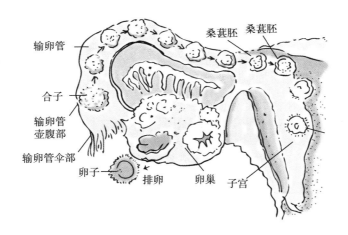

精子先生与卵子小姐在输卵管幽会最常选择的地方，在解剖学上有一个专门的词：壶腹部。顾名思义，这部分的管腔比较宽大，像水壶的肚子一样，而且也比较长，有5厘米～8厘米。不得不说，大自然真是自有安排。您想想，精子先生和卵子小姐相亲相爱的激情时刻，是在五星级宾馆的总统套间爽快，还是在汽车旅馆的单人床上舒服呢？

可是，大自然更有安排。在紧邻输卵管最宽大的壶腹部的近端，也就是靠近子宫的地方，输卵管被分为两段，分别叫作"峡部"和"间质部"，管腔一个比一个窄！这可以理解为精子旅程中的收费站，是给精子先生们的巨大考验。如果上千万甚至上亿的精子蜂拥而至，来到卵子小姐身旁，卵子小姐不被淹死也会被吓死。所以，精子们需要经历种种艰难险阻，只有经过长途奔袭之后仍然健壮如牛的优秀精子，才可能有向卵子小姐示爱的机会。某种程度上，峡部和间质部就起到了关卡作用。

正常情况下，输卵管见证完毕精子先生与卵子小姐在输卵管壶腹部的这场酣畅淋漓的爱情仪式（精子与卵子完成受精）之后，就会赶着这个爱的结晶（受精卵）尽快离开，送它到子宫腔中的子宫内膜定居发育。如果没有及时坚壁清野地驱逐受精卵，就会发生大麻烦——异位妊娠。

要将受精卵及时输送到子宫腔而不是使其错误地反方向进入腹腔，输卵管需要有特殊的结构和功能。输卵管由3层构成：外层为浆膜层，与覆盖在子宫和肠管上面的浆膜一样，是腹膜的一部分；中层为平滑肌层，这层肌肉的收缩使输卵管能够像蛇一样蠕动，可以协助拾卵、运送受精卵，并能在一定程度阻止经血逆流和宫腔内感染向腹腔内扩散；内层为黏膜层，由单层柱状上皮覆盖而成。上皮细胞分为好几种，其中一种称为"纤毛细胞"，这种细胞的纤毛能够摆动，可以协助运送受精卵。

输卵管的管腔很细，容易因为各种感染（包括结核）而发生阻塞。如果输卵管在靠近子宫的管腔部位发生了完全性堵塞，即使有大批精子冲锋到这里也无济于事，急得团团转之后只好撞墙而尽。而隔墙相望的卵子小姐唯有泪眼相向，爱莫能助。当她终于明白精子先生没有崂山道士穿墙而过的本事时，也会失望地死去。反过来，如果输卵管靠近卵巢的远端管腔发生了完全性堵塞，卵子小姐不能如约到达输卵管，不远万里而来的精子先生也只好仰天长叹英雄无用武之地。这些都会导致不孕的发生。所幸现代医学技术已经能够绕过这一阻塞，让精子先生和卵子小姐不在这个传统的幽会场所相会，而在现代化的玻璃屋子（试管、平皿）中幽会结合，这就是一般人所说的"试管婴儿"。

以上就是关于输卵管的简单介绍。正是：

才子佳人夜未央，激情迸发映两厢。

银河此渡成珠结，爱恋有果情意长。

说完输卵管，我们接着说说从距离上离子宫稍远，却具有婆媳关系的邻居——女性的性腺，即主管子宫功能和红颜一生枯荣兴衰的太后级人物——卵巢。请看下回分解。

附：附件及附件炎

　　女性的输卵管和卵巢曾被统称为附件。为什么叫作附件呢？因为早期医学家们在解剖女性身体的时候，切开下腹部后看到的最显著的器官就是子宫，而本回讲述的输卵管和下一回讲述的卵巢，在形态学上都不及子宫显眼，看起来是从子宫两侧发出的附属结构，英文将其称为"appendix"，即附属挂件、装饰品的意思。于是，有一段时间，将发生在输卵管和卵巢的炎症统称为附件炎（现在已经改成盆腔炎性疾病）。从功能上而言，很长一段时间医学家们都认为，相对于子宫，这两个被称为附件的器官的作用不大，还一度认为歇斯底里症（Hysteria，一种精神疾病，表现为在一定精神状况或存在外部诱因的情况下，病人由于恐惧而无法控制自己的行为）是由于子宫（希腊文 hystera）在女性体内四处移动，或者子宫被切除所致。当然，后来证实情况并非如此，年轻女性切除卵巢后倒是真有可能导致情绪异常。不仅如此，科学家们发现，两个被称为附件的器官之一，卵巢，根本不是子宫的附件，而是其上级指挥器官，是女性的性腺，相当于男性的睾丸。于是，附件及附件炎的说法逐渐被弃用。

弹丸之地：卵巢的结构和功能简介

> 卵巢，顾名思义，就是储存卵子的地方。直到目前，它仍与输卵管一起被称为"附件"，即子宫的附属构件。卵巢比大拇指略微大些，可谓弹丸之地。然而，正是这个不起眼的附件，却会产生女性性激素——主宰红颜一生的枯荣兴衰，位高权重堪比太后。

卵巢是子宫娘娘无可争议的婆婆，邻居中的长辈。尽管中间还隔着输卵管，但子宫的一举一动都必须听命于卵巢：子宫内膜每月一次的周期性剥脱形成月经的过程就是在卵巢分泌的雌激素和孕激素的调节下完成的。"寄生"在子宫腔、与子宫相依为命的胎儿，在妊娠早期（妊娠12周以前），其生长发育也依赖于卵巢分泌的性激素。

卵巢，顾名思义，是卵子的老巢——储存和排出卵子的地方。女性卵巢的命名比男性睾丸的命名要高强100倍，后者只是模拟了"乌蒙磅礴走泥丸"最后一个字的形状，而那个"睾"字就实在太拽，让我等没有文化的人一头雾水；而卵巢听起来，就跟鸟巢、雀巢一样接地气和亲民。

除了储存卵子和排出成熟卵子之外，卵巢更是分泌女性激素（雌激素、孕激素、雄激素）的器官，是掌控红颜一生枯荣兴衰的太后级人物，它管辖着子宫、输卵管、宫颈、阴道、外阴的休养生息。说到这里，不得不提及一个词：生育年龄女性，简称"育龄女性"。在这本书中，"育龄女性"一词频繁出现，指的是第一次月经（初潮）开始至最后一次（绝经）之间的女性。理论上，只要行为存在、条件合适，这个阶段的女性都有怀孕、生育的可能。至于育龄的长度到底多长，存在很大个体差异，完全取决于卵巢的功能、寿命，而后者很大程度上是由遗传决定的。一般而言，育龄期为 30 年左右，但由于营养改善和其他原因，目前女性初潮年龄有所提前，绝经年龄有所推迟，所以育龄期可能会稍微长一些。

女性将两个大拇指并列起来，就差不多是卵巢的大小，与一颗新疆或者山西大枣体积相近（长、宽、厚分别约为 4 厘米、3 厘米和 1 厘米）。卵巢重量为 5 克～6 克，呈灰白色，绝经后萎缩变小、变硬。初生女婴或者女童的卵巢表面光滑，青春期发育开始后，卵巢排出卵子并分泌性激素，排卵后的卵巢破口需要不断修复，于是卵巢表面开始有些皱纹，凹凸不平。

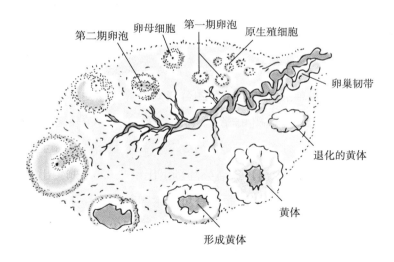

让我们冒天下之大不韪，更近地来看看这位太后级人物。如果把卵巢剖开，可以看见卵巢由两部分构成，外层为皮质，深部为髓质。皮质是卵巢发号施令的场所，内有数以万计等待发育的卵泡，称为"始基卵泡"；髓质位于卵巢的中心部分，由丰富的血管和淋巴管组成，功能是为卵巢发

号施令提供后勤保障。

卵子在女性从母体出生的那一刻，甚至还在母体的时候，数量就已经确定。从一出生开始，卵巢这个储存卵子的"银行"实行的就是只取不存的霸王条款。女性每月都有一批卵子同时发育，但只有 1 个（偶尔是 2 个）卵子最终发育成熟并从卵巢中排出（排卵）。尽管女性在生殖活动中是重要角色，但从传宗接代、延续自身基因这一动物最自私、最本源的行为来说，男性在生殖上是占绝对优势的。女性满打满算，一生能排出 500 个卵子，而怀孕 1 次需要 1 年，也就是说，女性一生将自己的基因传给下一代的个体数也就 50 个左右；而男性则不同，如果有足够多的女性供他传宗接代，比如拥有三宫六院七十二嫔妃的皇帝，他将基因传给下一代的个体数可以成千上万！幸好这世界还有道德和法律，否则满大街走的，就都是地球上那几个最强大的男人的后代了。

但大自然是公平的，尽管传递自身基因的外部条件无比优厚，但历朝历代皇帝中总有费尽九牛二虎之力也留不下一丝半脉的时候，这涉及男性原因的不育问题。在此略提两句与女性不孕有关的事。如果因为种种原因卵巢不能每月排卵，自然就不会怀孕、生育，这是女性不孕的重要原因。或者，雌激素和孕激素分泌不足，不能在妊娠的早期为胚胎提供足够支持，即使受孕也容易流产。

虽然卵巢在决定女性性别特征和生育能力方面位高权重，但它的上面还有好几辈婆婆。卵巢、甲状腺、肾上腺在辈分上其实是一样的，都是吾皇所宠，只是从人类生殖的角度，卵巢被幸运地册封为正宫太后，甲状腺和肾上腺被定为偏宫而已。姐妹几位拥有一个共同的婆婆，那就是太皇太后——脑垂体。然而，垂体仍然不是辈分最高的人物，它的上面还有活着的太祖皇太后——下丘脑。

其实，人体系统和器官之间的辈分关系远远不止"四世同堂"。理顺宫廷辈分关系实在复杂，还是科学求真更为简单。承袭女性生殖功能的这一脉称为下丘脑—垂体—卵巢轴，具有复杂的上情下达和下情上传的支配和反馈关系。

以上就是关于卵巢的简单介绍。正是：

形如大枣福祉远，生命始初路蹒跚。

未来一半出其里，绿叶红花共比肩。

简单说完卵巢的结构和功能，子宫的上游近邻就介绍完毕了。我们接着介绍子宫的下游邻居——阴道和外阴，以及子宫的远亲——位于胸部的乳房。女性身上这几处令风流男儿心旌荡漾甚至走火入魔的风景名胜，究竟有哪些神秘之处呢？请看下回分解。

第四回

温柔之乡：女性的外生殖器和乳房

　　从某个角度说，女性外生殖器和乳房，是女性身上看得见、摸得着的最神秘的地方。那么，这片风情万种、温柔无限的伊甸园，是否真的隐藏着令风流男儿"冲冠一怒"的神秘呢？让我们卡着尺度，认识一下。

说完卵巢，我们来谈谈子宫的下游邻居：阴道和外阴。

【阴道】

从解剖学上而言，阴道已经属于女性内生殖器了。教材定义说：阴道是性交器官，也是月经血排出和胎儿娩出的通道。这个定义颇有意思，耐人寻味。请各位注意那个"也"字，因为这一个字就明确定义了阴道的主要功能和次要功能，而排序的唯一标准就是使用频次。

我们不妨计算一下，假定女性从 12 岁开始来月经，52 岁绝经，大概有 40 年的生育时间。那么满打满算，阴道作为胎儿娩出通道使用的次数（产次）不会超过 40 次；而作为月经排出通道的使用次数，平均 480 次（40 年乘以 12 个月）；但作为性交器官使用的次数，有些新婚夫妇 1 年，最多 3 年就会突破这一数字！数字时代，一切以数据说话，不得不说这个定义真的很准确。

阴道位于真骨盆下部的中央，为一上宽下窄的管道，平时是闭合的，横切面呈"H"形。一般而言，阴道前壁的长度比女性的食指略微长一些（7厘米~9厘米），与膀胱相邻；后壁长度比中指长度略长一些（10厘米~12厘米），与直肠贴近。女性用自己的手是可以摸到子宫颈和阴道的尽头（穹隆）的，尽管很多人手指头不够这一长度，但外阴有很大弹性，会被压陷很多。

阴道的上端包绕着子宫颈的阴道部，下端开口于阴道前庭后部，开口部位有一层膜，称为"处女膜"。关于处女膜与女性贞洁之间关系的误区可以有1000个故事，但不在本书的讨论范围，就不长篇累述了。阴道壁由内向外由黏膜、肌层和纤维组织膜构成。黏膜层由非角化（指甲则是典型的角化）、类似于鱼鳞样排列的上皮（复层鳞状上皮）覆盖，呈淡红色，有许多横行皱襞。正是由于有这些横行皱襞，阴道才具有很大的伸展性。

阴道的伸展性有多大？不说不知道，一说吓一跳：分娩时，阴道能伸展到胎头的大小（直径大约10厘米）。有一次在网上看到一"奇葩"好友在女性面前炫耀自己的某部位多雄伟、多壮观时，我差点儿评论说："哥们儿，有空儿哥领你去产房参观一下你就知道，任何一个女人都能灭了你，你谦虚点儿吧！"

阴道壁的肌层由内环、外纵两层平滑肌（阴道括约肌）构成。人体内的肌肉分为3种类型，第一种是心肌，可以自主收缩和舒张，受交感和副交感神经（自主神经）支配，不受躯体神经支配。换句话说，你不能像控制手脚一样去控制心跳的快慢！第二种是平滑肌，包括肠道、阴道和尿道等处的肌肉，同样是受自主神经支配，你不能用意识支配它。平时女性是无法主动让阴道的平滑肌收缩的，但在两情相悦并达到高潮的销魂一刻，阴道平滑肌会不自主地一阵阵收缩，就跟顽固性打嗝一样，想不让它收缩都很难！但为什么对于盆腔脏器下垂而管不住尿（尿失禁）的老年女性，或者对某些产后被老公抱怨不如以前紧致的女性，医生会建议她们做缩肛运动呢？

这是因为女性阴道的下端邻近阴道口处，括约肌的外面被一种称为"肛提肌"的肌肉加固。想知道肛提肌在哪个位置吗？那就试着做一个缩肛动作，也就是当您大号很急很急，但唯一的坑位有人占着时，您不得不收紧身体的某一部位以免喷发而出，那部分肌肉就是肛提肌。它属于人体的第三类肌肉——横纹肌。这种肌肉和四肢的肌肉一样，是受躯体神经支配的。在主动收缩肛门进行提肛运动时，阴道的平滑肌组织会随同受到锻炼，达到增加强度的目的。缩肛运动是一种神不知、鬼不觉的健身运动，即使你对面的上司正在发号施令或台上讲者口若悬河，你都可以完成这项不用花 1 分钱的健身运动。一般而言，如果每天做 3 次缩肛运动，每次至少收缩 100 下，那么 3 个月之后一定小有成效。贴出一条我发的微博作为佐证——

小运动，大效果：半年前，一年轻女性来我门诊，说生小孩后老公抱怨感觉大不如前，要做紧缩手术。我检查后否定了，开玩笑说让她老公做增大术去吧！建议她每天至少做 3 次紧缩肛门运动，定有奇效。最近来复诊，说老公感觉好极了！呵呵，我以为，那个叫凯格尔的人发明的方法，得它个诺贝尔奖也不为过！

既然在解剖学上阴道的首要定义是性交器官，而前面又介绍了阴道的结构，我就班门弄斧说一下女性性高潮的那些事，希望道学家和性学家都不要"拍砖"。可以说，如果女性达到了性高潮，但因为某种原因要伪装成没有达到是很困难的。因为从前面提到的心肌和平滑肌的生理可以看到，真正到了销魂时刻，女性心跳会不自主地加快，阴道括约肌和肛门括约肌会不自主地一阵收缩，无法自主控制（当然，再圣洁的女性这时也未必想去控制）。反过来说，如果女性没有达到高潮，因为某种原因需要伪装达到了则很容易。首先是两情相悦过程中女性那种被称为人世间最美妙乐章之一的特殊声音是可以控制和伪装的；其次是通过肛提肌的主动收缩来模拟阴道括约肌的不自主收缩，也是可以控制的；最后女性可以配合其他肢体语言和鼓励性语言让男性信心百倍，这也是轻而易举的。

但是请注意，心跳的快慢多半不能控制。由此看来，女性真是太伟大了，为了男性那点儿可怜的自尊或虚荣，需要多么细心，需要付出多少努力！借此机会奉劝男性同胞，不要在你感觉很得意、很自豪的时候画蛇添足去数她的脉搏，说不定哪次就会让你失望。人世已经很艰难，何必自己去拆穿？

性学家说阴道是女性性高潮的重要构件之一，看过《查泰莱夫人的情人》的人就会明白，彪悍的守林人让查泰莱夫人飘飘欲仙的，正是阴道性高潮。性学家说，阴道有一个引发性高潮的点，称为"G点"。

G点于1950年首先被提出，并以发现者德国妇产科医生格拉芬伯格（Grafenberg）的第一个字母命名。G点指在阴道前壁靠近阴道口2厘米～3厘米处（女性阴道从外向内的1/3处）有一个高度敏感区，该区受压后容易产生性高潮。G点不是一个点，而是一片区域，大小因人而异，一般相当于1分钱硬币大小。

G点不是普遍存在，据报道仅有10%～40%女性有G点。一般认为有G点的女性在性生活中性感更强，性高潮来得更快。但是哲学家说，爱是灵与肉的结合，G点不是在女人的阴道中，而是在女人的心里。女人与所爱的人做爱，处处都是G点；如果已经不爱，有G点也白搭。性学家还说，性高潮还有阴蒂性高潮，没有阴茎在阴道中的插入和摩擦，女性也可以达到性高潮。

就此打住。

【外阴】

外阴也可以算子宫的近邻，虽然关系没有与阴道那么亲密。外阴是女性身体的禁区，被称为"私处"或"羞处"。一辈又一辈的老人们谆谆教导，无论女人的身材和脸蛋如何，脱了衣服熄了灯，下面都是一样的！对此，我与整形美容科同行的观点高度一致，暂且保留不同意见。其实，这一景区的颜色和形状是大有区别的，但的确与身材、脸蛋并不完全匹配。

有的令人赏心悦目，有的也差强人意，甚至造就了一门日渐红火的整形外科分支——外阴美容整形。

从国外的专业或者非专业的图库中可以找出成千上万张这类"风景"图片，有的甚至还有蕾丝花边点缀，都足以说明尽管组成女性外阴的解剖构件名称一样，但组合之后的效果图并不相同，正如人脸上的眼、耳、鼻、口的名称一样，组合之后的容貌却千差万别。只是从功能上来说，效果图的差别对性生活或许有影响，但并不很大，对女性全身健康的影响更小，所以还是回归到"都差不多"这样的说法。

由于种种原因，很多女性自己对这一私密之处也不甚了解。于是我大胆建议，女性可以找个明亮又私密的地方，拿起镜子自我了解，或者让伴侣配合数码，欣赏并了解。但请注意，这些仅供研究的照片不要"见光"，否则不慎流出会是又一个"艳照门"。好了，正统的解剖生理学对女性外阴描述如下：

女性的外生殖器又称"外阴"，位于两侧大腿根部的内侧，前至耻骨联合，后至肛门。女性外生殖器包括阴阜、大阴唇、小阴唇、阴蒂、阴道前庭等，阴道前庭是众多开口的会聚地，包括尿道口、阴道口和前庭大腺开口。

1. 阴阜

阴阜在外阴的最前部，耻骨联合的外面，由皮肤和皮下脂肪构成。阴阜的脂肪层比较厚，像垫子一样稍稍隆起，具有丰富的皮脂腺和汗腺。青春期时阴阜上开始长出阴毛，阴毛是第二性征的标志之一，标志着青春期发育的开始。女性阴毛呈倒三角形分布，不过由于个体和种族的差异，阴毛的面积、疏密、粗细和颜色不尽相同。

2. 大阴唇

大阴唇是靠近两大腿内侧的一对有弹性的皮肤皱襞，其外侧皮肤内分布有皮脂腺和汗腺，而内侧皮肤则含有皮脂腺。由于正常的色素沉着，大阴唇呈灰褐色。在青春期，大阴唇外侧可长出稀疏的阴毛。大阴唇下面是厚厚的皮下脂肪层，分布着丰富的血管、淋巴管、神经、弹力纤维和一小部分平滑肌。因此，当外阴受伤时容易出血和形成血肿。未婚女性的两侧大阴唇自然闭合。分娩后大阴唇会向两边分开。

3. 小阴唇

小阴唇是大阴唇内侧的一对较薄、较小的皮肤皱襞，表面光滑、湿润，没有毛发生长，皮内含有大量的弹力纤维及少量的平滑肌组织和丰富的静脉丛。没有生育过的女性小阴唇后端与大阴唇后端会合形成一条短短的阴唇系带，分娩后阴唇系带已不明显。小阴唇的大小和形状人与人之间差异较大。

4. 阴蒂

阴蒂位于小阴唇的前端，其前端为阴蒂头，具有丰富的神经末梢，会勃起，是女性获得性高潮的主要部位之一。

5. 阴道前庭

两侧小阴唇之间的一个菱形区域称为"阴道前庭"。它的前面是阴蒂，后面是阴唇系带。阴道前庭的前面是尿道外口，中央偏后部是阴道口。处女的阴道口覆盖有处女膜。处女膜是一个膜样皱襞，很薄，有孔，由结缔组织、血管和神经末梢组成。处女膜的形状有个体差异，最常见的是半月形和环状，比较少见的还有筛状、瓣状和有膈处女膜。处女膜的厚度人与人之间也不相同，有的很薄而且柔软，有的则较厚而且坚实。处女膜往往在初次性交时破裂，分娩时处女膜破裂更严重，产后仅残留处女膜痕。少数女性的处女膜薄而富有弹性，性交后可不破裂而保持原状。也有少数女性的处女膜会因为运动等原因而破裂。

6. 前庭大腺

前庭大腺是两个像豌豆或黄豆大小的腺体，位于阴道口的两边，腺体与一根长1厘米～2厘米的小细管相连，在阴道口后外侧处女膜附着处和小阴唇之间开口。前庭大腺可分泌黏稠液体，经腺管流出，起到润滑阴道前庭的作用。老年女性的前庭大腺萎缩。

7. 会阴

会阴位于阴唇系带后方和肛门之间，分娩时容易损伤。

【乳房】

乳房是女性性成熟的重要标志，是女性最重要的性敏感区之一，也是分泌乳汁、哺育后代的器官。乳房对孩子来说是母性的象征，对男性来说是美与欲的对象，对女性来说是重要的性器官。拥有丰满乳房的女主角是影视作品夺人眼球的不二法宝。2013年5月，性感女神安吉丽娜·朱莉因为有乳腺癌高危风险而预防性切除双侧乳腺。消息一经传出就引起公众的广泛关注，我应邀写了一篇关于认识遗传性卵巢癌和乳腺癌的博文，被大量转载，甚至在美国华人圈广为流传。

到底称为"乳房"还是"乳腺"呢？可以这么说，"乳腺"是学名，是指去除了皮肤的乳房。乳腺位于皮下浅筋膜的浅层与深层之间。浅筋膜伸向乳腺组织内形成条索状的小叶间隔，一端连于胸肌筋膜，另一端连于皮肤，将乳腺腺体固定在胸部的皮下组织之中。起支持作用和固定乳房位置的纤维结缔组织称为"乳房悬韧带"或"Coopers韧带"。浅筋膜深层位于乳腺的深面，与胸大肌筋膜浅层之间有疏松组织相连，称"乳房后间隙"。它可使乳房既相对固定，又能在胸壁上有一定的移动性。有时，部分乳腺腺体可穿过疏松组织而深入到胸大肌浅层。这些纤维结缔组织对乳房起固定作用，使人站立时乳房不致下垂，所以称为"乳房悬韧带"。

人类乳房的纵切面犹如一棵倒生的树。根就是乳头，而树冠则是分支众多的呈辐射状排列的乳腺叶。由脂肪组织发出的纤维隔将乳腺分为15～20个乳腺叶，每个乳腺叶都有1个输乳管，输乳管会在近乳头处形成膨大的输入管窦，末端变细并开口于乳头。

乳腺能够在催乳素的作用下分泌乳汁，从而为婴儿提供食物。在人类身上，黄体素与催乳素促进乳腺小叶末端导管发展成为小腺泡。分娩后，催乳素的分泌大量增加，乳腺开始泌乳。

静止期乳腺是指未孕女性的乳腺，腺体不发达，仅见少量导管和小的腺泡，脂肪组织和结缔组织丰富，排卵后腺泡和导管略有增生；妊娠期在雌激素和孕激素的作用下，乳腺的小导管和腺泡迅速增生，腺泡增大，结缔组织和脂肪组织相应减少。至妊娠后期，在垂体分泌的催乳素的影响下，腺泡开始分泌。最初分泌的乳汁量很少，含有脂滴、乳蛋白、抗体等，称为"初乳"。

哺乳期乳腺结构与妊娠期乳腺相似，但腺体发育更好，腺泡腔增大，充满乳汁；断乳后，催乳素水平下降，乳腺停止分泌，腺组织逐渐萎缩，结缔组织和脂肪组织增多，乳腺又转入静止期。绝经后，体内雌激素及孕激素水平下降，乳腺组织萎缩退化，脂肪减少。

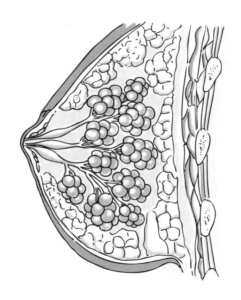

作为女性最重要的第二性征，乳房与其他性器官的关系十分密切。乳房的神经分布和神经末梢非常丰富，在性反应周期中会发生明显变化。在兴奋期，乳房对性紧张反应增强的第一个反应就是乳头勃起，乳头长度比未受刺激前有所增加；兴奋期的第二个生理变化是乳房静脉树模式的定界和扩张增加。在临近平台期，乳房的实际体积会明显增加，未哺乳过的女

性乳房的大小可以比平时增加 1/5 ~ 1/4，而哺乳过的女性乳房通常体积不会明显增加。

在性紧张进入平台期后，乳房前侧甚至下方常常出现粉红色的斑驳，这种斑丘状皮疹首先出现于上腹部，再蔓延到乳房表面，称为"性红晕"。高潮期间，乳头继续勃起，乳晕持续肿胀，静脉树突更为醒目，未哺乳过的乳房比未受刺激前的基线有显著扩张，可出现明确的性红晕，乳房甚至可能出现颤抖现象。

妊娠期间乳晕的肿胀发育是妊娠的一个早期特征。妊娠 1 个月后将在乳房表面出现静脉树的清楚分布，它们将维持在整个妊娠期及产后阶段。哺乳女性的乳房体积在性反应中不再明显增大，但她们常常会出现一种不寻常的反应，对性刺激做出反应时，尤其高潮时往往不能控制地喷射乳汁。

以上就是关于女性外生殖器和乳房的简单介绍。正是：

> 风情万种温柔乡，也让男儿显阳刚。
>
> 眷属终是有情人，秋冬春夏皆芳香。

到此为止，以子宫为中心，我们对女性生殖器官的解剖结构和生理功能不能说了如指掌，也八九不离十了。当今对女性的时尚称呼是"美女"，年龄稍大些的称"资深美女"，年龄很小甚至刚出生的小女孩，称"小美女"。小孩子也多半能区分出妹妹、姐姐、阿姨和奶奶，这是社会学上或生理学上不同阶段的女性形象。红颜如花，女性的一生会经历哪些时期呢？请看下回分解。

七彩飞舞：女性一生各阶段的特点

> 赤、橙、黄、绿、青、蓝、紫，是自然光被分解之后的7种色彩，是构成多彩世界的基本颜色。巧合或者有意，医学上将女性一生也分为7个不同的时期，包括胎儿期、新生儿期、儿童期、青春期、性成熟期、更年期、老年期。

女性从胚胎形成到衰老是一个渐进的生理过程，也是前面提到的掌管女性生殖系统的下丘脑—垂体—卵巢轴功能发育、成熟和衰退的过程。女性的一生根据生理特点可分为7个阶段，但并无截然界限，由于先天因素（遗传）和后天因素（环境、营养）的影响，不同的人各个时期的划分会有一些差异。

【胎儿期】

胎儿期指从受精卵开始，胚胎逐渐发育成长，直到分娩出来的一段时期，一般约38周。胚胎在4～8周时女性的生殖器官开始分化、发育，12周时，女性胚胎的外阴已初具女型。这段时间是女性生殖器官发育的关键时期，如果受到干扰就有可能发育异常，出现畸形。

【新生儿期】

新生儿期指胎儿自出生至生后满 28 天。该时期胎儿离开母体，逐渐建立完善的呼吸、循环、吸吮、消化和吸收功能。这时除了要注意喂养、保暖等新生儿一般护理外，还应注意女婴外生殖器的护理。新生儿期女婴受母体雌激素的刺激，乳房会略微肿胀，并分泌少量乳汁；处女膜肿胀，呈紫红色，微突于外阴裂隙；阴唇软，为圆形，丰满，外阴可能会覆盖着白色凝乳状或黏液状的分泌物，甚至有时会有少量血性分泌物。这些都是正常的生理现象，通常在新生儿出生后 1 周左右消失。

【儿童期】

儿童期指女宝宝出生 28 天至 8～10 岁的一段时间，又可细分为婴儿期、幼儿期、学龄前期、学龄期。此时女童的身体外形、生理和心理逐渐发育，但与性相关的腺体和生殖器官仍处于幼稚状态。由于卵巢功能不健全，体内缺乏雌激素，女童的阴道黏膜很薄，没有皱襞，阴道内的酸度较低，抗感染能力差。大小阴唇尚未发育，局部营养较差，阴道口缺乏阴唇的保护，且与肛门位置较近，如果受细菌感染就会导致外阴阴道炎。

【青春期】

青春期指女性性器官开始发育、第二性征出现至生殖功能完全成熟的一段时期，此时各组织器官由幼稚走向成熟，功能逐渐健全。第二性征是指除生殖器官以外女性所特有的征象，比如乳房隆起、皮下脂肪丰满、骨盆宽大、嗓音变高等。青春期从 9～12 岁开始，到 18～20 岁结束。青春期可细分为 3 个时期。

1. 青春早期

9～12 岁，从第二性征开始出现至月经初潮止，表现为体格的快速生长。

2. 青春中期

13 ~ 16 岁，以性器官及第二性征发育为主，出现月经初潮。

3. 青春晚期

17 ~ 20 岁，出现周期性月经，至生殖功能完全成熟、身高增长停止后结束。

青春期的主要生理变化为身高、体重迅速增长；各脏器功能逐渐成熟；神经系统的结构越来越接近成人，思维活跃，反应灵敏，分析问题能力和记忆力增强；内分泌系统发育成熟，肾上腺分泌的雄性激素刺激毛发生长，出现阴毛、腋毛；生殖内分泌轴发育成熟，卵巢开始分泌雌激素、孕激素及少量雄激素，刺激内、外生殖器官发育，出现前述的第二性征。来月经是青春期最显著的标志。

【性成熟期】

自 18 岁左右开始，大约持续 30 年。这个时期卵巢功能发育成熟，能周期性地分泌性激素并定期排卵，性器官已发育到能够完成怀孕、分娩、哺育等生育繁殖功能。

【更年期】

更年期指女性的卵巢功能由旺盛走向衰退直至终止的一段时间，通常自 40 岁开始，可长达 10 ~ 20 年。更年期可进一步分为 3 个阶段。

1. 绝经前期

绝经前 2 ~ 5 年。此时月经虽然尚未停止，但残存的卵泡调控激素的反应能力明显降低，导致月经周期紊乱。雌激素水平波动或偏低，会出现急躁、记忆力减退等不适，但也有月经周期一直规律、仅月经量逐渐减少直至闭经的幸运者。

2. 绝经期

卵巢功能进一步减退，卵泡的性激素分泌量减少，以致无力引起子宫内膜的脱落出血。如果 1 年以上不来月经，即为绝经，一般发生在 45 ～ 55 岁。

3. 绝经后期

绝经后卵巢萎缩变硬，内分泌功能消退，体内性激素水平降低，生殖器官萎缩，阴道上皮变薄，阴道内酸碱度失去平衡，自身净化功能减弱，容易患阴道炎。

【老年期】

60 ～ 65 岁后，女性身体逐渐老化，称为老年期。此时卵巢功能接近消失，体内性激素水平极度低落，脂肪代谢功能失调，易出现肥胖、动脉硬化及心血管疾病；骨量丢失而引起骨质疏松，容易发生腰腿痛和骨折。同时，恶性肿瘤发生的机会明显增加。

以上就是女性一生各阶段特点的简单介绍。正是：

多姿宛若七色花，飘落人间美万家。

红颜永驻是执念，浮云流水映彩霞。

可以看出，从青春期第一次来月经开始，到更年期最后一次月经为止，是女性人生中最重要的一段时期，是子宫发挥功能、担负人类繁衍任务的时期（育龄期）。这一时期的女性，只要没有怀孕和哺乳，正常情况下每月都要约会 1 次老朋友——月经。那么，我们就专门说说这位老朋友。请看下回分解。

自然幽香：谈谈女性月经及月经期

> "二七而天癸至，任脉通，太冲脉盛，月事以时下，故有子。""月事"即月经，也有叫"大姨妈"或者"老朋友"的。一个健康女性，每月都会出现 1 次 3～7 天的阴道出血（其实是子宫出血），这种周期性阴道出血就是月经。月经是女性特殊的生理现象，也是女性生殖器官发育成熟的重要标志。

"月经"是医学专有名词，民间对这一生理现象的称呼五花八门：有通俗地喊"大姨妈"的，有亲切地叫"老朋友"的，还有文绉绉称"月事"或"信事"的……无论称呼如何，它都是女性特有的生理现象，也是女性生殖器官发育成熟的标志，是子宫和卵巢具有功能的表现，提示其有自然生育的能力。

为什么会出现月经呢？这还得从前面提到的子宫和卵巢的功能说起。正常女性一生全部的卵细胞在胎儿期就已生成，有几十万个始基卵泡。在女性生长发育过程中，多数始基卵泡夭折，仅有少数卵泡能够幸存到青春期。在下丘脑的控制下，脑垂体前叶分泌某种激素（促卵泡激素）促使卵泡发育成熟，并合成分泌雌激素。在雌激素的作用下，子宫内膜开始增殖，在排卵前 1～2 天促卵泡素的分泌和黄体生成素的分泌都出现高峰。

随即雌激素水平开始下降，卵泡成熟并排卵。排卵后，在孕激素的作用下，增殖期子宫内膜转变为分泌期子宫内膜，更为蓬松，为受精卵前来安家落户做好准备。

如果排出的卵子能够得到精子的求爱并受孕形成受精卵，就会继续发育成胚胎、胎儿，直到分娩；如果卵子没有受孕，黄体就开始萎缩，孕激素和雌激素的分泌也迅速减少，子宫内膜突然失去这两种激素的支持，血管就会收缩，导致子宫内膜萎缩、坏死而脱落，引起出血。血液与脱落的子宫内膜自阴道排出，就是我们所说的"月经"。

从自然生理的角度看，月经是受孕失败的结果，是成熟卵子小姐被精子先生放了鸽子的表现。然而，为了种族的繁衍，卵巢和子宫是坚强的。即使屡败，子宫内膜也总是未雨绸缪，为每一次可能的受孕做好准备。卵巢内的卵泡也开始发育，进入下一个月经周期。周而复始，渐成规律。

正常的月经具有一定的周期性。出血的第 1 天为月经周期的开始，两次月经第 1 天的时间间隔称为"1 个月经周期"。月经周期平均为 28 天，但提前 7 天或延后 7 天，只要一直规律，尤其是能生小孩，几乎都可以认为是正常的。至于月经周期的 28 天以及后面讲到的怀孕的每一个月也以 28 天计算，我就想到了农历、月历、天上 28 个星宿，等等。可不可以用中国古代研究数字的巨作《易经》来研究与月经相关的疾病呢？如果有了足够的时间和积淀，也许可以写一本《易经与月经》，一定畅销。

每次月经持续的时间称为"经期"，一般 3～7 天。经量为一次月经的总失血量，正常月经量为 20 毫升～60 毫升，超过 80 毫升为月经量过多。月经血呈暗红色，除了血液外，还有子宫内膜碎片、宫颈黏液及脱落的阴道上皮细胞。由于经血中含有前列腺素及来自子宫内膜的促使血液不凝集的物质（纤维蛋白溶酶），所以月经血一般不会凝固。但如果月经过多，也会形成血块。月经血脏吗？其实月经血本身并不脏，但它却是细菌或其他微生物的良好营养成分。所以月经期需要注意卫生，防止生殖道感染。

一般而言，月经期无特殊症状，但经期由于盆腔充血以及某些特殊物质（例如前列腺素）的作用，有些女性会出现下腹及腰骶部不适或子宫收缩痛，还可能出现腹泻或便秘等胃肠道紊乱症状。少数女性也可能有头痛和轻度神经系统不稳定症状，如烦躁、易怒、易伤感等。如果月经期或者月经前后出现难以忍受的下腹痛，那需要警惕是不是有某些疾病，最常见的就是一种被称为"子宫内膜异位症"的疾病。内容详见《话说生命之宫（下卷）》第九十七回至第一百回。

月经是女性正常的生理现象，但初入青春期的女性会感到彷徨和恐惧。作为父母，尤其是母亲，应该在适当时候告诉孩子这一生理现象的前因后果。月经期除了不要进行重体力劳动和剧烈的体育活动外，还要注意月经卫生，月经期不要游泳和洗盆浴。月经期也不能过分贪凉，否则会引起胃肠道不适甚至加重痛经。有人认为月经期不能洗头，这可能有失偏颇，只要洗头时注意保护不受凉感冒，应该是没有问题的。

说一段与月经称谓有关的历史。《史记·五宗世家》记载："景帝召程姬，程姬有所辟，不愿进，而饰侍者唐儿使夜进。"司马贞索隐引姚氏曰："《释名》云：天子诸侯群妾以次进御，有月事者止不御，更不口说，故以丹注面目旳为识，令女史见之。"将这段记录及解释翻译成网上流行的说法就是，汉景帝同学宣一个姓程的妃子入宫，不巧的是这位姓程的妃子刚好在月经期，只好推说身子不太舒服。后来，妇女月经来潮就被称为"程姬之疾"。您瞧瞧，古代人多么讲究。

可以说，从人类繁衍的角度，月经是受孕失败的结果。文艺一点儿，月经是子宫难过哭泣的眼泪。正是：

周而复始自然香，来而有往最寻常。

难为程姬托此病，只因贵子未登场。

那么，一旦受孕成功，子宫会发生哪些神奇改变呢？请看下回分解。

任劳任怨：子宫为怀孕分娩做准备

> 在母体内的 280 多天，胎儿吃喝拉撒睡都在一间温馨、私密的多功能居室（子宫腔）。这间"黄金一居"的神奇之处在于，它能随胎儿的要求而扩展，容积从未怀孕时的 5 毫升，扩张到分娩前的 5000 毫升。原来，母辈对儿女的包容，前世早已注定。

曾经看过一段视频，讲的是法庭上一位老太太请求法官让几个不孝子女付房钱的事，儿女们交头接耳讥笑说他们每人都有几套房产，谁也没有在老太太那里住，付什么房钱?! 老太太指着自己的肚子说："住过! 你们都住过! 在这儿，住了九个月……"

第一回中我们讲到，子宫是每个人生而平等的首套黄金一居室，而且说到，子宫是含而不露的一代母后、能屈能伸的女中豪杰。此话一点儿不过分，容我细细道来。

在女性没有怀孕的时候，这套"一居室"的建筑面积（子宫腔的容量）也就 5 毫升左右。但是，随着妊娠的发展，受到不断成长壮大的住户（胎儿）的要求，子宫腔不断扩张，到分娩前可以达到 5000 毫升左右，足足扩大了 1000 倍。而且更为神奇的是，在胎儿及其附属物胎盘分娩出母体后，子宫的容积会迅速缩小，到产后 6 周左右（这一时期在专业上称为

"产褥期"），子宫基本可以恢复到怀孕前的大小。子宫的这一神奇变化有一个医学专业名词——子宫复旧。

如此神乎其技的人体器官，难道不是能屈能伸的典范吗？而且，子宫之所以发生如此神奇的改变，纯粹是为了人类繁衍的需要。从某种角度而言，子宫与一次性使用的俄罗斯宇宙飞船不一样，更类似美国的航天飞机，稍微整修（理论上产后月经复潮一定时间即可）就可以重复使用。

在子宫腔这套人类黄金一居的内壁，有一层由上皮细胞组成的膜，称为"子宫内膜"，厚度可达 1 厘米～ 2 厘米，我们可以把它想象为墙体的内装饰。进一步讲，子宫内膜这层内装饰又可以分为两层，下层是腻子（基底层），上层为油漆（功能层）。通常而言，基底层内膜的厚度是不变的，但它可向功能层转化；而功能层子宫内膜的厚度会发生周期性变化，在来自卵巢的雌激素的作用下生长增厚，并在孕激素的作用下发生分泌期改变，使子宫内膜显得更为蓬松，作为肥沃的土壤，等待精子和卵子结合后形成的"金种子"（受精卵或早期胚胎）前来定居。

如果作为种子的受精卵质量良好，作为土壤的子宫内膜准备充分，而且两者的时机和条件匹配，胚胎就能够成功定居。然后，在胚胎的要求下，在顶头长辈（卵巢）的指挥下，子宫体和子宫腔会不断扩张领土，成为人类名副其实的首套黄金一居。尽管没有窗户，采光稍差，但私密性好，且恒温恒湿。

如果作为种子的受精卵的质量有问题，或者土壤没来得及准备好，或者土壤贫瘠（流产和感染等导致子宫内膜受损），或者由于其他说不清楚的原因，胚胎的定居（着床）和发育会出现问题，将会导致流产、早产、前置胎盘、胎盘早剥等问题，在妊娠的不同时期给孕妇和胎儿带来麻烦，导致胎儿死亡，甚至威胁孕妇生命。

如果准备好的子宫内膜等待良久，受精卵没能如约前来，子宫内膜可就要恼了，雅致点儿称"新陈代谢"，通俗点儿叫"重新装修"。上层的功能层子宫内膜在某种机制的作用下，会脱落并少量出血，经由阴道排出体外，该过程每月 1 次，称为"月经"。正常情况下，需要 3 ～ 7 天才能完全清除这些准备重新装修的"建筑垃圾"（参见上回）。

令人敬佩的是，子宫内膜真是大度能容、任劳任怨的典范。在女性一生中绝大多数时候，子宫内膜望穿秋水等待受精卵前来定居，但都会以失望告终，但它依然无怨无悔，在卵巢的指挥下，月复一月生长、脱落、再生长。子宫内膜每月翻耕土壤，时刻准备着承担培育胎儿的艰巨任务。而且一旦胚胎成功定居，子宫内膜对这个只有自身一半遗传物质的胎儿也义不容辞地忍让，而不是像对待其他异物一样坚决排斥出体外，而且还会与子宫体一起，为逐渐长大的胎儿争取生存空间，不断扩张。也许，这就是生物学上最原始的母性和包容。

以上就是关于子宫为怀孕分娩做准备的简单介绍。正是：

能屈能伸长厚宽，任劳任怨爱无边。

生命之房媲天府，乐在其中赛神仙。

子宫和子宫内膜发生的这些神奇改变，以及女性诸多有别于男性之处，都是在其婆婆，也就是太后级人物——卵巢的掌控之下。那么，到底是太后手下哪些重要人物来辅佐完成的？请看下回分解。

固国安邦：轻松了解女性的性激素

> 婀娜多姿、粉面桃花、柔情似水，是对女性的赞美。细腻女人为什么会与粗糙男人大不相同呢？这与前文提到的太后级人物——卵巢产生的特殊物质（性激素）有关，性激素包括雌激素、孕激素和雄激素，它们为维持女性的细腻和娇媚鞠躬尽瘁。而这一切，都在下丘脑—垂体—卵巢轴的精密调控之下。

上回说到，子宫在没有怀孕机会的时候月复一月勤恳劳作，在获得怀孕机会的时候奋力为胎儿争取生存空间，不断扩张空间的行动都是在卵巢的掌控之下，由几位重臣辅佐完成的，它们也是维持女性体貌的主要力量。不妨用 4 句话来概括：弹丸之地太后藏，寄人篱下也逞强，貌美如花有推手，为衍后代奔波忙！

弹丸之地太后藏，说的是女性的卵巢。卵巢是女性的性腺，体积虽小，却在女性的一生中占据着统领地位。在卵巢功能旺盛时期，它主导女性特征的出现，控制女性的月经来潮，帮助女性完成生育功能。当卵巢逐渐衰萎时，它会使红颜衰竭，逐渐绝经衰老。这在第三回中已经讲过，不再赘述。

女性一生全部的卵细胞都是在胎儿期生成的，出生时已成定局。女婴出生时，卵巢里有 70 万～ 200 万个原始卵泡，但并非所有卵泡都能发育成熟。从青春期到绝经期真正成熟排出的卵子大约只有 400 个，其余 99% 的卵泡会在不同时期退化消亡。正常女性在生育期，卵巢周期性排卵，每次有 8 ～ 10 个卵细胞同时发育，但通常只有 1 ～ 2 个卵泡能发展成为优势卵泡，突破卵巢表面而完成排卵。排卵的时间多在两次月经中间，更确切地说是下次月经前 14 天左右。

寄人篱下也逞强，说的是雄激素的功能。在讨论女性生理时突然提到雄激素似乎很奇怪，但事实上雄激素并非男性专有。女性的卵巢能够产生 3 种性激素：雌激素、孕激素和雄激素。雌激素和孕激素对女性的作用不言而喻，后面将会谈到，但雄激素对女性也非常重要。

雄激素不仅是合成雌激素的原料，也是维持女性生理功能的重要激素。它能促进蛋白合成，参与长骨骨质生长和钙化（即骨骺愈合），参与水盐代谢，刺激骨髓中红细胞增生，促进造血。而且，雄激素还能维持女性正常生殖功能和性欲，能促进阴蒂、阴唇、阴阜、阴毛的发育，对女性性行为中枢有直接作用。但是，如果雄激素分泌太多，过分逞强，引起女性出现多毛、闭经、痤疮等症状，就需要警惕一种名为"多囊卵巢综合征"的疾病，《话说生命之宫（下卷）》中有详细讲述。

貌美如花有推手，说的是雌激素的功能。女性之所以有不同于男性的体态、声音和性格，与其体内的雌激素有关，故雌激素以前又被称为"女性素""动情素"，它的主要来源是卵巢，能维持女性第二性征，使女人靓丽可爱。而且，雌激素为女性的怀孕、分娩做了足够的功课。

首先，雌激素来源于卵巢，但又对卵巢功能有调节作用。它促进卵泡早期发育，协同上游调控激素，调节卵泡的分泌功能及排卵。如果雌激素不足，卵泡将终止发育而闭锁，导致月经紊乱、闭经、不孕等，影响女性的生理功能。没有排卵，何来生育？

其次，雌激素能促进子宫发育，使子宫肌壁增厚、血流增加，使前面提到的子宫内膜功能层的细胞增殖，为胚胎发育准备土壤，还能使宫颈软化扩张、黏液增多、稀薄。这一切都是为了精子能够顺利穿透宫颈并与卵子结合。

再次，雌激素可促进输卵管肌层发育及收缩，使管腔上皮细胞分泌增加，促进纤毛生长，并且加强输卵管向子宫方向摆动的能力。

最后，雌激素促使乳腺基质及腺管的生长发育，能刺激垂体催乳素的分泌，促进乳汁生成，为可能出生的新生儿准备口粮。

为衍后代奔波忙，说的则是孕激素的作用。孕激素能与雌激素密切配合，共同帮助女性完成生殖任务，可以说，无处不在。

首先，孕激素抑制子宫肌层收缩，降低它对缩宫素的敏感性，使子宫不会遭受频繁的"微型地震"，让胚胎有一个稳定的居住环境。

其次，对抗雌激素的子宫内膜增殖作用，使腺体分泌，改变间质性状。换句话说，就是使土壤更蓬松，有利于孕卵的着床及发育。

再次，抑制宫颈腺体分泌黏液，使其变稠，拉丝度变差，不利于精子穿透，让胚胎独占子宫，不让其他精子前来捣乱。

最后，与催乳素一起促使乳腺腺泡发育，为乳汁分泌做准备，为即将出生的胎儿准备口粮。

在分别介绍了这些激素之后，我们来简单谈谈女性生殖内分泌轴。

实际上，女性一生中各生理时期的出现和结束以及女性生育功能均受到身体激素的精确调节。调节上述过程的体内系统被称为"生殖内分泌轴"，由下丘脑、垂体、卵巢3级组成。

1. 下丘脑

位于大脑底部，是一个神经内分泌器官。下丘脑的某些神经元细胞具有双重功能，既能传导神经冲动，又能分泌多种激素。其中，促性腺激素释放激素与女性生殖内分泌系统的生理功能有直接联系，这种激素释放后，通过血管脉冲式（即间断地）到达垂体前叶，兴奋垂体前叶的促性腺细胞，后者再分泌相应的激素。

2.垂体

位于大脑底部蝶骨形成的垂体窝中，分为前叶和后叶，其中垂体前叶内有促性腺细胞。下丘脑释放促性腺激素释放激素，促性腺激素释放激素刺激促性腺细胞，从而分泌两种促性腺激素：一是促卵泡激素，能刺激卵巢中卵泡生长发育和颗粒细胞增生，并在少量促黄体生成素的参与下使卵泡分泌雌激素；二是促黄体生成素，能在一定比例的促卵泡素的影响下导致成熟的卵泡排卵、黄体形成和分泌雌激素、孕激素。

3.卵巢

这两位掌控红颜一生枯荣兴衰的太后级人物，我们已经介绍颇多。但山外有山、人外有人，卵巢的上面还有前面提到的下丘脑和垂体这两位长辈。卵巢是垂体所分泌激素的作用器官，被称为"靶器官"。在女性生殖内分泌轴中，尽管卵巢的地位最低，相当于执行任务的干事，但能影响旗下的子宫内膜、子宫颈、阴道的形态和功能。

上述 3 部分组织在中枢神经系统的调控下形成一个封闭的自动反馈系统。下丘脑相当于施令器，脑垂体相当于换能器，卵巢相当于执行器。作为执行器的卵巢又有双相功能：一是使卵泡在生长发育过程中产生雌激素和孕激素，在两种激素的作用下，使生殖器官的功能和形态产生周期性改变；二是雌激素、孕激素又反馈回去改变下丘脑的分泌活动，促进或者抑制下丘脑的分泌机能。实际上，生殖内分泌轴中三者之间的关系是互相调节和互相制约的，目的是使女性的生殖内分泌系统保持相对稳定，表现为排卵和月经有比较严格的规律，并维持女性的生殖功能。

以上就是关于女性性激素的简单介绍。正是：

股肱之臣安家邦，为衍子嗣孕奔忙。

貌美如花雌做主，有雄方有柔中刚。

说到此处，主角子宫及配角邻居一一出场完毕，各自的相貌和本事（结构和功能）都做了介绍。接下来，我们开始探索在生育年龄阶段子宫的重要或者说主要功能——孕育生命。在这场世纪大戏开演之前，先谈谈前期工作，因为古人云：凡事预则立，不预则废。请看下回分解。

温馨提示：从下回开始至第四十回为止，主要讨论与怀孕和分娩有关的健康问题，几乎是电视剧《产科医生》和《产科男医生》的科学版，希望能为准备怀孕或已经怀孕的女性朋友提供帮助。即使是暂无怀孕计划的女性朋友或根本无缘体会怀孕分娩之苦与乐的男性朋友，也不妨稍作阅读，从中了解我们能来到这个世界上是何等不易。所以，且行且珍惜。

附：古代人是如何确定怀孕的

在正式讲述怀孕分娩相关的健康知识之前，我们来看看一个现在不是问题、古代却是大问题的问题——如何知道怀孕了。对于现代人而言，确定是否怀孕非常简单，通过验尿或抽血检查就能判断。但如果穿越回古代，要明确女性是否怀孕，则是一件非常困难，甚至玄之又玄的事。

自古以来，人类一直在找寻准确判断女人是否怀孕的方法。很早以前人们就认识到，妇女的尿液可能会提供一些线索。最早关于怀孕检测的方法来自一份大约公元前1350年的古埃及文献。古埃及人认为，让女人在小麦和大麦种子上撒尿，如果大麦种子发芽，就意味着她怀了男孩，而小麦发芽则意味着她怀了女孩。如果大麦和小麦都没有发芽，则表明她没有怀孕。20世纪60年代，科学家们对这种方法进行了测试，发现它有一定的道理，推测可能是孕妇尿液中有高于正常水平的雌性激素，后者会刺激种子发芽，但并不能据此预测胎儿性别。

在中世纪，人们也用妇女的尿液来确定她是否怀孕，当时还有"小便预言家"的行当，他们认为，如果放在尿液瓶中的针头变成锈红色或黑色，则该妇女可能怀孕了。另一种比较流行的试验是将葡萄酒与尿液混合，然后通过观察颜色的变化来判断女性是否怀孕。还有记载医生通过品尝女性的尿液来判断是否怀孕，准不准确难说，职业精神真是可嘉。

在古代中国，人们将怀孕初期出现的早孕反应，如呕吐、口味改变、想吃酸的东西等症状称为"害喜"。但实际上，油腻的东西吃多了或者腹部受了凉，肠胃不适也会出现这些症状，所以不太准确。长时间月经停止是判断女性怀孕的主要根据，但一些妇科肿瘤或者其他疾病也会导致停经而被误诊为怀孕。中医还有"把脉"验孕，认为怀孕的女性脉象会和常人不同，会有喜脉（即滑脉）。事实上，在现代检测技术已经能明确诊断怀孕的情况下，中医也与时俱进，不会只靠把脉来确定是否怀孕。

可以说，20世纪20年代之前，关于怀孕的判断方法几乎没有任何进展，直到科学家们发现了人绒毛膜促性腺激素（hCG）——一种在孕妇的血液和尿液中含量很高的糖蛋白。最初的检测方法相当复杂，1927年，一种被称为"A-Z测试"的生物测定法成为确定妇女怀孕的第一个测试。该试验是将妇女的尿液注射到未成熟的大鼠或小鼠等实验动物体内，通过观察实验动物是否出现发情现象来判断妇女怀孕与否。如果实验动物出现发情现象，则意味着尿液中存在hCG。后来科学家发现，观测两栖动物的产卵反应能更容易地判断女性尿液中是否含有hCG。一种名为非洲爪蟾的动物被选定为实验对象。非洲爪蟾不会自发产卵，只会在交配后才产卵。科学家们将女性的新鲜尿液注射到爪蟾皮下，观察6～12小时，如果爪蟾产卵了，则提示该女性怀孕了。

1976年，制药商华纳奇科特（Warner Chilcott）向美国食品药品监督管理局（FDA）申请批准一种早期妊娠试验，即"e.p.t"。该检测法采用的是免疫测定法，步骤十分烦琐，但相比饲养实验动物已经进步了许多。后来，出现了更为简便的尿乳胶试验检测法，而目前尿妊娠快速检测试剂盒使用的则是一种利用胶体金免疫层析技术和双抗体夹心法原理的"胶体金法"，几秒钟就能得到结果。

前面提到的方法只能判断尿中有无 hCG，但无法知道其含量。20 世纪 80 年代后，随着免疫学的发展，科学家们先后尝试使用放射免疫法、酶链免疫法和化学发光法等对 hCG 进行定量测定，而且，这些方法能够测定其中的 β-hCG 含量，不仅用来判断是否怀孕，还用于自然流产、异位妊娠、滋养细胞疾病诊断和治疗。

各位看看，在准确判断是否怀孕这件事上，科学家们一路走来，燃烧了多少脑细胞啊！

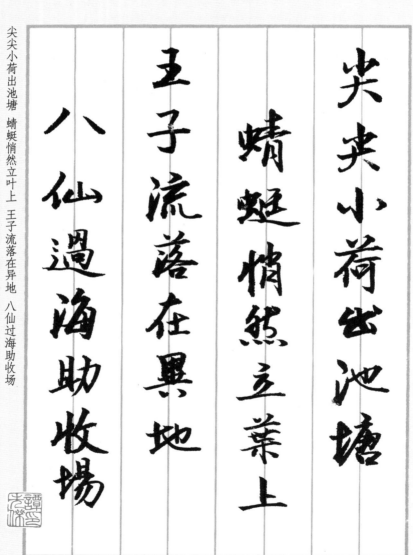

尖尖小荷出池塘

蜻蜓悄然立叶上

王子流落在异地

八仙过海助收场

尖尖小荷出池塘 蜻蜓悄然立叶上 王子流落在异地 八仙过海助收场

百年樹人預則立

千絲螻蟻可毀梁

兵馬既動糧草行

胸有成竹方出帳

百年树人：说说优生优育的那些事

"十年树木，百年树人"，说的是教育。其实，教育是有对象的，身心健康的对象，成才自然容易很多。所以，优生优育，提高出生人口素质是一个很重要的问题。如何孕育出健康的后代，是每个家庭都关心的问题。合法激情之前和之后，需要注意什么呢？

从纯生物学的角度看，男女结合的唯一目的是传递基因、延续后代。当然，就社会学角度而言，男女结合的目的远非如此单纯。拥有健康聪明的孩子是每个家庭的梦想，优生优育是我国的国策，其中最重要的一环，就是防止出生缺陷。

所谓"出生缺陷"，是指出生时已经存在（出生前或出生后数年发现）的结构和功能异常，有遗传因素，也有环境影响，或者两者共同作用。医学上将出生缺陷分为：①胎儿本身发育异常，多是遗传原因，例如常见的21-三体综合征，又称"唐氏综合征"；也可以是药物影响，例如20世纪60年代因服用止吐药物"反应停"而导致的海豹儿短肢畸形。②正常发育的胎儿遭受外界损害或子宫内环境改变，导致胎儿结构畸形，例如羊膜带、羊水过少导致的胎儿畸形。

出生缺陷的防治分为3个层次：一级预防是孕前干预，防止出生缺陷的发生；二级预防是产前干预，是在缺陷胎儿发生之后，检出严重缺陷的胎儿并阻止其出生或通过胎儿干预来矫正畸形；三级预防是生后干预，是在缺陷胎儿出生之后及时诊断和治疗。

遗憾的是，并非所有缺陷都能够通过医学手段得到矫正，故孕前干预和阻止无法矫正的缺陷胎儿出生是主要手段。为此需要进行遗传咨询、产前筛查和产前诊断。

【遗传咨询】

遗传咨询是由从事医学遗传的专业人员和医生，对咨询者提出的遗传性疾病的发病原因、遗传方式、诊断、预后、复发风险和防治等问题予以解答，并就婚育问题提出医学建议。

如果夫妇有下列情况，建议进行遗传咨询：①夫妇双方或家族成员患有某些遗传病或先天畸形。②生育过遗传病患儿或先天畸形的夫妇。③不明原因智力低下或先天畸形儿的父母。④不明原因反复流产或有死胎、死产病史的夫妇。⑤孕期接触不良环境因素或患有某些慢性疾病的夫妇。⑥常规检查或常见遗传病筛查发现异常者。⑦多年不育的夫妇或35岁以上的高龄夫妇。

医生通过家系调查、家谱分析、临床表现和实验室检查等手段，明确夫妇是否存在遗传性疾病，然后评估遗传风险，预测子代再发风险。对于宫内胚胎或胎儿接触致畸因素的女性，则根据致畸原的毒性、接触方式、剂量、持续时间及胎龄等因素，判断它们对胚胎、胎儿的影响。综合分析后给出医学建议，供咨询者选择。医学建议包括不能结婚、可以结婚但禁止生育、有限制条件的生育等，同时还可能建议领养孩子、供精者人工授精、试管婴儿结合胚胎植入诊断等。

【产前筛查】

用特定方法对妊娠女性进行筛查，以发现子代具有患遗传性疾病的高风险可疑人群，对可疑者再进一步确诊，这就是产前筛查。理论上对所有妊娠女性都应该进行筛查，目前重点是筛查以唐氏综合征为代表的染色体疾病和以神经管畸形、先天性唇腭裂和先天性心脏病为主的结构畸形。

多数医院都在妊娠中期取血检查 3 种特殊的物质来筛查唐氏综合征，这 3 种物质是甲胎蛋白、绒毛膜促性腺激素和游离雌三醇。根据三者的变化和孕妇年龄、孕龄等情况，计算出唐氏综合征的风险度。以 1/270 作为分界值，分母越大，风险越小，如果高于 1/270 则需要进一步诊断。还可利用超声在孕 12 周时检测胎儿的颈后透明带和胎儿鼻骨，因为唐氏综合征患者颈后皮肤厚、鼻梁塌陷。现在还可以通过孕妇外周血游离 DNA 筛查唐氏综合征，准确性更高，也有人称之为"无创筛查"。

如果胎儿有神经管畸形，如无脑儿、脑膨出、开放性脊柱裂等，孕妇血中的甲胎蛋白会升高，故在孕 15 ~ 22 周取血检查甲胎蛋白有助诊断。严重的畸形可通过超声检查发现，一般在妊娠 18 ~ 24 周进行超声检查以排除畸形。但需要注意的是，超声检查排除畸形的准确性受很多因素影响，阴性并不一定代表正常，如果畸形不严重，检出率就低。

【产前诊断】

产前诊断又称"宫内诊断"或"出生前诊断"，是指在胎儿出生之前应用各种手段了解其宫内发育状况和有无畸形，分析胎儿染色体核型和特殊基因等，对先天性疾病和遗传性疾病作出诊断，为胎儿宫内治疗和选择性流产提供信息。

如果孕妇有下列情形之一，建议行产前诊断检查：①胎儿发育异常或者胎儿可疑畸形。②夫妇一方患有先天性疾病或遗传性疾病，或有遗传病家族史。③曾经分娩过严重的先天性缺陷的婴儿。④年龄超过 35 周岁。

产前诊断方法包括：①通过超声、胎儿镜、核磁共振等观察胎儿是否存在严重的结构异常。②利用羊水、绒毛、脐血进行胎儿细胞培养，分析染色体核型和检测特定的致病基因。

总之，让子宫发挥功能、孕育新的生命之前，进行遗传咨询很重要，最好在结婚前进行，即婚前医学检查。有人说医务人员超级强大，能在与潜在伴侣聊家常的亲切交谈中，三言两语就把对方的遗传病家族史和重大疾病历史摸个门儿清。我认为这多半属于玩笑，因为医务人员也是普通人，在帅得惊人或美得惊艳的俊男靓女面前，哪里能够如此理智或者势利？

　　如果婚前检查发现了男女有不宜结婚或者不宜生育的遗传性疾病，可能就需要忍痛割爱：要么有情人不成眷属，要么成为眷属但放弃生育。虽然对于有情的个体很残酷，但从人类繁衍总体而言则是有利的。法律虽然取消了强制性婚前检查，但很多地方重新认识到婚检的重要性，由政府推广婚前检查。

　　如果错过了婚前检查，还可做孕前咨询。除了可以补做婚前检查和遗传咨询外，还可以检查婚后发生的疾病，如有性活动之后才有的疾病（性传播疾病）。如果孕前咨询也错过，怀孕以后仍可咨询（产前咨询）。除了咨询遗传性疾病外，还可咨询妊娠前3个月接触过放射性、化学物质或感染过风疹、弓形虫等病原体的情况。

　　以上就是关于优生优育知识的简单介绍。正是：

　　　　百年树人预则立，枝繁叶茂在根基。
　　　　优生优育头等事，蓝图绘就大课题。

　　在遗传咨询、产前筛查、产期诊断、宫内治疗和产后干预等现代医学技术护航下，子宫就有可能完成既往不可能完成的任务，原本不可能拥有健康后代的人也可能实现家庭梦想。这几乎否定了"出生无法选择，命运可以改变"这一名言的前半句。然而，对后半句更好的诠释是一些外界因素引起的出生缺陷，如药物、吸烟、酗酒等。这些实际上可以控制的因素能在不知不觉中给腹中宝宝带来伤害，因此怀孕前和怀孕期间需要特别重视。请看下回分解。

附：为何禁止近亲结婚

直系血亲是指相互之间具有直接血缘联系的亲属，即生育自己和自己生育的上下各代血亲，如父母与子女、祖父母与孙子女、外祖父母与外孙子女等。旁系血亲是指相互间具有间接血缘联系的亲属，如同源于父母的兄弟姐妹，同源于祖父的叔伯、姑、堂兄弟姐妹，同源于外祖父母的舅、姨、姨表兄弟姐妹。

直系血亲和三代以内旁系血亲不能结婚。因为近亲结婚的夫妇血缘关系很近，双方有很多共同基因，包括优良基因和不良基因。古代皇室或民间推崇近亲，的确有增加优良基因结合的可能，但更多是将有害的隐性基因传给下一代。有些隐性遗传病，如果两条染色体上都有致病基因，才会发病；而只有一条染色体有致病基因，则称为携带者，不会发病；如果双方都是这种致病基因的携带者，后代中有1/4的可能会发病。

说到近亲结婚，不能不谈到诺贝尔文学奖获得者加西亚·马尔克斯所著的《百年孤独》。在这部魔幻现实主义小说中，布恩迪亚家族中早先有一对表兄妹近亲结婚，结果生了一个鬣蜥样的孩子（长着猪尾巴），一直穿着开裆裤，40岁时因切除猪尾巴而死亡。这一灾难性后果导致小说中第一代布恩迪亚家族中的男人何塞·阿尔卡蒂奥·布恩迪亚和表妹乌尔苏拉·伊瓜兰结婚后长时间都不敢同房，招致男人被在斗鸡中败北的邻居嘲笑而发生决斗。决斗中邻居被杀死，尔后阴魂不散，迫使男人带着一群人远走他乡，从而创建了与世隔绝的小镇马孔多。在这个小镇上，布恩迪亚家族历经五代，一百多年，兴衰交替，而孤独是其家族、小镇乃至整个中美洲的主题。小说以布恩迪亚家族中最后一个人——姨妈阿玛兰妲·乌尔苏拉与外甥奥雷里亚诺（不知情）近亲结婚而生出的一个长着猪尾巴的孩子（罗德里戈）被蚂蚁洪流吞噬、马孔多被飓风从地球上抹除而告终。小说极其精彩，强烈推荐阅读。

蝼蚁毁梁：谈谈妊娠期间用药问题

人类胚胎是很娇贵的"物种"，其发育除了受父母遗传物质的影响外，还受诸多环境因素的影响。空气污染、食品污染等大环境不在普通人的掌控之列，但怀孕女性的用药问题、吸烟酗酒问题却是可以掌控的。女性准备怀孕前、怀孕和哺乳期间，哪些药物不能用，哪些可以用，哪些谨慎用？此外，还有哪些需要注意的事情呢？

遗传因素、空气污染、食品污染等大环境不是普通人能掌控的，而药物、吸烟、酗酒等因素，则在某种程度上是可以控制的。这些因素能在不知不觉中给未来的宝宝造成灾难性的伤害。在此重点说说药物对胎儿的影响。提到妊娠期用药，不得不提及两桩公案：一桩是海豹儿畸形，另一桩是四环素牙。

【两桩公案】

1961 年 10 月，在原西德妇产科医生的一次学术会议上，有 3 位医师分别报告发现数千名新生儿畸形。畸形婴儿没有臂和腿，手和脚直接长在躯干上，样子很像海豹，被称为"海豹肢畸形"，新生儿则被称为"海豹儿"。随后，"海豹儿"相继在英国、澳大利亚、加拿大、日本等国出现。

从 1962 年 5 月至 1963 年 3 月，仅仅 10 个月中，就有 5500 名"海豹儿"出生，还有相当多孕妇出现流产、早产和死产的现象。

调查发现，造成婴儿海豹肢畸形的罪魁祸首，是女性怀孕初期服用"反应停"所致。"反应停"是商品名，化学药名为"沙利度胺"，1953 年被合成出来，曾经广泛用于妊娠早期止吐。1961 年，"反应停"停止生产，各国停用"反应停"后，"海豹儿"再也没有出现。

另一桩公案是四环素牙。有些人怎么看都是大美女，但就是不能开口笑，因为一笑就露出一口颜色很重的牙齿，这就是四环素牙。四环素族抗生素（包括四环素、土霉素、金霉素等）价格低廉而且毒性低，但不幸的是，如果在胎儿的牙发育矿化期，孕妇服了四环素族药物，药物可被结合到胎儿的牙组织内，使牙着色，并造成牙釉质发育不全。我国到 20 世纪 70 年代中期才注意到这一问题，现在我们看到的四环素牙多半是"60 后"或"70 后"的人。这一用药失误给无数人带来了痛苦，所幸口腔科可以修复，尽管价格不菲。

两桩公案让我们看到，不起眼的小小药丸，能引起或大或小的畸形或异常，给宝宝一生带来阴影，甚至严重到没有机会来到这个世界上，所以妊娠期用药问题非常重要。

妊娠期是一个特殊的生理时期。一些药物可直接作用于胚胎，对胚胎的发育产生影响；也有的药物本身没有致畸作用，但在孕妇体内通过生物转化后的代谢产物具有致畸作用。由于伦理学原因，很多药物都没有在人类早孕期或在胎儿身上使用的直接证据，很多关于妊娠期的用药建议来源于动物实验。

妊娠期间，有的药物是通过影响母体内分泌、代谢等而间接影响胚胎或胎儿的，有的药物通过胎盘屏障直接影响胎儿。最严重的药物毒性是影响胚胎分化和发育，导致胎儿畸形和功能障碍。

人类胚胎发育过程中有一个时期称为"着床前期"，也就是卵子受精至受精卵在子宫内膜着床安家的一段时间。具体而言，就是指男女激情后或者受精后的两周内。这一时期的受精卵还是游离状态，与母体组织没有直接接触，药物对胚胎的影响不大。由于胚胎没有分化，还处于细胞一分二、二分四、四分八的分裂过程中，药物或者影响很轻，延缓分裂过程，但不带来明显影响；或者影响很重，造成胚胎停止发育，引起流产。也就是说，这期间药物对于胚胎的影响，是"全"或"无"的方式。

而晚期囊胚着床后至妊娠的 12 周，是药物致畸的敏感期，是胚胎、胎儿各器官处于高度分化、迅速发育、不断形成的阶段，首先是心脏、脑开始分化发育，随后是眼、四肢等。如果这一时期使用药物，药物的毒性能干扰胚胎、胎儿组织细胞的正常分化，若某一部位的细胞受到药物毒性的影响，都可能造成相应部位的组织或器官发育畸形。

妊娠 12 周以后直至分娩，胎儿器官已经基本形成，药物的致畸作用明显减弱。但有些器官尚未分化完全，如生殖系统，某些药物还可能对其产生影响，而神经系统因在整个妊娠期间持续分化发育，故药物对神经系统的影响一直存在。

【孕产妇用药原则】

①必须有明确指征，避免不必要的用药。②不自行用药，必须在医生指导下用药。③能用一种药物就不要用两种或多种药物。④用疗效肯定的药，不使用对胎儿有无不良反应尚不确定的新药。⑤能用小剂量的，就不用大剂量。⑥严格掌握药物剂量和持续时间，能停药就及时停药。⑦如果病情允许，妊娠早期尽量不用药，推迟到妊娠中期。⑧如果病情特殊，必须在妊娠早期使用对胎儿有害的药物，则需要考虑终止妊娠。

【药物对胎儿的危害性等级】

如何评价药物对胎儿的危害性程度呢？美国食品药品监督管理局（FDA）将药物对胎儿的危害性分为 A、B、C、D、X 5 个级别。一般认为，在妊娠前 12 周，不宜使用 C、D、X 级药物。

Ａ级：经过临床对照研究，没有资料证实药物在妊娠早期与中晚期对胎儿有危害作用，对胎儿伤害可能性最小，是无致畸性的药物。如适量的微生物和微量元素。

Ｂ级：经动物实验研究，未见对胎儿有危害，但无临床对照实验，在人体中未得到有害证据，可以在医生的观察下使用，如青霉素、红霉素、地高辛、胰岛素等。

Ｃ级：动物实验表明对胎儿有不良影响的药物。由于没有临床对照试验，只能在充分权衡药物对孕妇的益处、对胎儿的潜在利益和对胎儿危害的情况下谨慎使用，如庆大霉素、异丙嗪（精神病药物）、异烟肼（抗结核药物）等。

Ｄ级：有足够证据证明对胎儿有危害性的药物，只有孕妇有生命危险或患严重疾病，而其他药物又无效的情况下才考虑使用，如硫酸链霉素等。

Ｘ级：动物和人类实验证实会导致胎儿畸形的药物，妊娠期间或可能妊娠的女性禁止使用，如甲氨蝶呤、己烯雌酚等。妊娠期用药安全分类表详见本书末尾附录。

除了妊娠期用药需要特别慎重之外，妊娠期甚至怀孕之前的 3 个月开始就要戒毒、戒烟、戒酒、少接触辐射强的电子产品。吸毒和烟草是过街老鼠，对母体和胎儿的危害不言自明。至于深受现代人垂青的手机和平板电脑等电子产品，在带来方便和时尚的同时，都有不同程度的辐射，为了宝宝，还是尽量远离。正是：

千丝蝼蚁可毁梁，以史为鉴知兴亡。
孕期用药多讲究，慎之又慎少悲伤。

"兵马未动，粮草先行"，这句话对妊娠过程同样适用。因为，宝宝从米粒大小的受精卵发育成几千克重的胎儿，"一丝一毫"都来自母体，所以孕妇本身的营养很重要，既不能过分节食让胎儿瘦骨嶙峋（胎儿生长迟缓），又不能营养过剩让胎儿肥头大耳（巨大胎儿）。如何平衡？请看下回分解。

兵马既动：聊聊妊娠期的营养问题

胎儿是母体内一只可爱的"寄生虫"。从米粒大小的受精卵发育成几千克重的胎儿，一草一木、一砖一瓦都取自母体。所以孕妇所需营养高于非妊娠期，并且与胎儿生长和智力发育密切相关。但不能矫枉过正而营养过剩，需要适时控制和监测孕妇体重变化，以利于母儿健康。

妊娠女性需要特殊照顾，因为她们担负着重要的使命——孕育人类生命。孕妇通过胎盘这一中转站供给胎儿生长发育所需要的全部营养。经过280天左右，子宫内一个单细胞的受精卵孕育成体重几千克的新生儿。母体营养对妊娠结局将产生至关重要的影响，关系到孩子一生的健康，战乱年代出生的新生儿较和平年代出生的新生儿营养状况差、死亡率高就是明证。而营养不良的孕妇通过改善营养，能明显改善妊娠结局，并维持母体的健康。

女性怀孕后，每天所吃的食物，除了维持自身机体代谢和消耗所需的营养外，还要保证胎儿的生长发育，"一个人要吃两个人的饭"。胎儿的营养完全来自母体，而孕妇的营养是从食物中获取，因此孕妇营养的好坏，不但影响自身的健康，也直接影响胎儿的生长和脑、心等组织器官的发育。而且胎儿通常"很自私"，即使母亲摄入的营养物质不足，胎儿也要从母亲体内吸收钙、铁、蛋白质等营养物质，使母亲出大于入，而容易发生缺钙、缺铁、缺蛋白质等营养不良。

通常而言，孕妇在妊娠期体重共增加 10 千克～ 12.5 千克。除了胎儿的重量外，其中血液增加 1.5 千克，细胞外液增加 1.2 千克，子宫和乳房增加 1.3 千克，脂肪增加 3.0 千克，还有胎盘和羊水 1.5 千克。通过监测孕妇体重变化，可以初步判断孕妇的营养状态和胎儿的生长情况，只要体重增长在正常范围，一般来说妊娠期营养和运动就是均衡的。

孕妇在整个妊娠期间养成监测体重的习惯很重要。较理想的体重增长速度为妊娠早期增长 1 千克～ 2 千克；妊娠中期及晚期，每周增长 0.3 千克～ 0.5 千克，总增长 10 千克～ 12 千克（肥胖的孕妇增长 7 千克～ 9 千克）。对于每周增重小于 0.3 千克或大于 0.55 千克者，应在医生的指导下调整能量摄入。

孕妇整个妊娠期生理变化以及胎儿的生长发育，都是由各种营养素来提供的。而这些营养素都是由食物及相应的补充剂来提供。所以孕妇在妊娠期需要比平时摄入更多"优质"食物，才能保证孕妇的健康和胎儿的正常生长的需要。说到妊娠期营养，需要注意妊娠期营养不足和营养过剩两个问题。

【妊娠期营养不足危害大】

妊娠期营养摄入不足，无论对孕妇还是对胎儿都会产生不利影响。

妊娠期缺乏铁、维生素 B_{12} 和叶酸可能会出现营养不良性贫血；缺钙和维生素 D 会发生骨软化症及骨质疏松；缺乏蛋白质会出现营养不良性水肿；缺乏碳水化合物会出现低血糖等。另外，妊娠高血压综合征、早产、胎膜早破、产程宫缩乏力、产后出血、乳汁分泌不足、产褥期感染等也与妊娠期营养不良相关。孕妇孕前和孕早期叶酸缺乏会发生胎儿神经系统发育畸形；能量和碳水化合物摄入不足会导致胎儿出生低体重；蛋白质摄入不足会使胎儿脑发育受损；妊娠期碘缺乏可使胎儿发生呆小症；妊娠期血清维生素 D 水平较低，胎儿可能会发生"佝偻病"。另外，严重的营养不足可造成胎儿流产、早产甚至胎死宫内。

【妊娠期营养过剩不可取】

很多孕妇都只考虑到胎儿要多吸收营养，所以一怀孕就使劲吃，各种营养素都补充，宁滥勿缺，然而，这是一种不科学的营养摄入方式。与营养不足相对应，妊娠期营养过剩是目前孕妇身上更多发生的情况。这同样会为孕妇和胎儿的健康带来不良后果。

宏量营养素超标与母婴体重异常：一方面，孕妇营养过剩可导致孕妇肥胖，增加妊娠期糖尿病、妊娠期高血压疾病的发生概率，不利于胎儿成长，孕妇分娩时也会有困难，产后还会使身材难以恢复；另一方面，营养过剩还可能导致巨大儿出生，增加难产的可能性，容易出现产伤。巨大儿出生后容易出现低血糖、低血钙，成年后容易患肥胖、糖尿病和心血管疾病。所以，孕妇要注意控制饮食，以维持胎儿体重在正常范围内，膳食品种要多样化，尽可能食用天然的食品，少食高盐、高糖及刺激性食物，特别是要避免一些高糖水果，合理增加能量摄入量，科学划分餐次。

以上是关于妊娠期营养的简单讲述。正是：

> 兵马既动粮草行，孕期营养要均平。
> 填鸭过度是伤害，缩衣紧食非人情。

实际上，怀孕前和怀孕过程中除了在粮草（营养）方面进行准备外，准备怀孕或已经怀孕的女性还需要对漫长的妊娠期可能出现的不适症状有所了解，以便偶遇时不至于惊慌失措。那么，妊娠期都可能出现哪些不适症状呢？请看下回分解。

附：妊娠期间孕妇营养摄入情况参考

1. 热量：机体一切活动的能量之源。妊娠期间每日应增加100千卡～300千卡热量。其中，蛋白质占15%，脂肪占20%，糖类占65%。均衡搭配、不偏食挑食是关键。

2. 蛋白质：中国营养学会提出，妊娠4～6个月，孕妇进食蛋白质每日应增加15克；妊娠7～9个月，每日应增加25克。如果在妊娠期间蛋白质摄入不足，会造成胎儿脑细胞分化缓慢，导致脑细胞总数减少，影响智力。优质蛋白主要来源于动物，能提供最佳搭配的氨基酸，如肉类、牛奶、鸡蛋、奶酪、鸡肉和鱼。

3. 糖类：机体供给热量最经济、最主要的食物，主要来源于淀粉，妊娠中后期以后，每日进主食0.4千克～0.5千克就可以满足需要。

4. 微量元素：除了铁，几乎所有微量元素都可以在平时进食的食物中得到补充。

①铁：建议孕妇每日铁的供应量为28毫克，因为很难从膳食中得到补充，故主张妊娠4个月开始口服铁剂治疗。

②钙：民间老人说，女性每怀一次孕就会掉一颗牙，这一说法有些道理，因为胎儿骨骼形成过程中需要母体提供大量的钙。建议自妊娠16周起每日摄入钙1000毫克，于妊娠晚期增至1500毫克。

③锌、碘、硒、钾等都是胎儿生长发育所必需的微量元素。

5. 维生素：生命活动中不可缺少的物质，主要从食物中获取。

①维生素 A：主要存在于动物性食物（如牛奶、肝）中，如果孕妇缺乏，可发生夜盲、贫血、早产，胎儿可能畸形（唇裂、腭裂、小头畸形）。古人说，吃肝补肝可以明目，有一定道理。

②B 族维生素：尤其是叶酸，主要来源于谷类食物。妊娠早期缺乏叶酸，容易发生胎儿神经管缺陷。妊娠前 3 个月最好每日口服叶酸。

③维生素 C：主要来源于新鲜水果和蔬菜，是形成胎儿骨骼、牙齿和结缔组织的必需物质。

④维生素 D：鱼肝油中含量最多，其次是肝、蛋黄、鱼。若孕妇缺乏维生素 D，可影响胎儿骨骼发育。

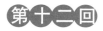

从容出帐：了解妊娠期的不适症状

> 尽管若干年后回过头看，妊娠过程似乎弹指一挥间，但女性在刚刚怀孕时，的确是一天天掐算的。在这个漫长的过程中，除了那些惊天动地的大事件需要由医生来帮助处理外，女性还会遭遇很多困扰。如果对这些不适和困扰有心理准备，孕妇就能更愉快舒心地度过妊娠期。

在孕育生命的280多个日日夜夜，女性会遭遇大大小小的麻烦和困扰，所幸在现代医疗技术保障下，绝大多数孕妇在绝大多数时候都是有惊无险或者虚惊一场。除了各种威胁母儿生命的重大危险需要医生提供帮助外，妊娠期女性还会有许多小的麻烦。通常以消化系统症状为多见，其次是由于胎儿生长发育的需要，从母体攫取了大量的铁和钙，导致母体出现相应的缺乏症状。如果孕妇对这些不适和困扰有心理准备，就能更舒心地度过妊娠期。

【便秘】

妊娠期间很常见。怀孕以后由于孕激素分泌增加，孕妇的肠蠕动减弱，排空时间延长，水分被肠壁吸收。同时，增大的妊娠子宫和胎儿对肠道的压迫，常常引起便秘。排便习惯正常的孕妇可每日清晨饮用一杯温开水，多吃易消化、富含纤维素的新鲜蔬菜和水果。不能怀孕了就完全不动，每天要进行适当运动，养成按时排便的良好习惯。如果便秘严重，也可口服缓泻剂，或者肛门使用开塞露、甘油栓等，使粪便润滑软化而容易排出。不能使用强力泻药，也不要灌肠，以免引起流产或早产。

【痔疮】

一个段子说，老师讲"十男九痔"，等女同学们都笑完了，老师才说"十女十痔"！其实未必这么绝对，但妊娠期女性的痔疮是很常见的。痔静脉的曲张既可以在妊娠期间第一次出现，妊娠也可以使已有的痔疮复发和恶化。这是因为增大的妊娠子宫或妊娠期便秘等因素使痔静脉回流受阻，引起直肠静脉压力升高。除了多吃蔬菜和少吃辛辣食物外，可通过温水坐浴、服用缓泻剂来缓解痔疮的疼痛和肿胀。

【消化系统症状】

妊娠早期恶心、呕吐等症状常见，可以少食多餐，忌油腻食物。医生可能会给予维生素 B_6。如果有消化不良，医生可能给予口服维生素、干酵母和胃蛋白酶等。如果呕吐症状严重，则属于妊娠剧吐，应该按病治疗。

另外，由于妊娠子宫使胃上移，胃内容物反流到食管下段，加上食管末端的括约肌（贲门括约肌）松弛，会引起胃食管反流，引起烧灼感。餐后避免弯腰和平躺，适当活动可减缓症状，还可服用氢氧化铝等药物。

【腰背痛】

妊娠期关节和韧带松弛，同时增大的妊娠子宫向前突，使躯体重心后移，腰背肌肉处于持续紧张状态，所以孕妇常有腰背痛，程度轻重不同。休息时腰部垫枕头可以缓解疼痛，严重的时候需要卧床休息，局部热敷或者服用止痛药物。若疼痛明显而且持续，则需要看骨科医生或神经科医生，查找原因，及时治疗。

【下肢及外阴静脉曲张】

增大的子宫压迫下腔静脉，使股静脉压力增高，导致外阴和下肢静脉曲张。妊娠晚期，应尽量避免长时间站立，有条件可穿医用弹力袜，睡眠时适当垫高下肢，帮助静脉回流。

【贫血】

妊娠中晚期胎儿对铁的需求量增多，容易出现贫血，最为常见的是缺铁性贫血。很多时候只靠饮食补充明显不足，需要补充铁剂，多为硫酸亚铁和多糖铁复合物。

【下肢肌肉痉挛】

下肢肌肉痉挛是孕妇缺钙的表现，肌肉痉挛多发生在小腿肚子（腓肠肌），妊娠晚期更常见，常常夜间发作后被痛醒，多能自行缓解，可以通过补充钙剂来预防。

【下肢水肿】

在妊娠晚期，孕妇常有踝部、小腿部轻度水肿，休息后自然消退，属于生理现象。睡眠时取左侧卧位，下肢稍微垫高可使水肿减轻。如果下肢水肿明显，不能自然消退，则需要考虑妊娠高血压疾病，或妊娠合并肾脏疾病等，应及时就诊。

【仰卧位低血压】

妊娠晚期，孕妇如果较长时间呈仰卧位，因增大的妊娠子宫压迫下腔静脉，使回心血量及心排出量减少，出现低血压。如果孕妇改为侧卧位，血压很快会恢复。

【外阴阴道假丝酵母菌病】

大约有 1/3 的孕妇阴道分泌物中可培养出假丝酵母菌，多数孕妇没有症状，少数孕妇可有阴道分泌物增多、外阴瘙痒、疼痛和红肿。阴道用克霉唑是安全的。

在制订好行动计划（孕前产前咨询）、准备好粮草（改善营养）和做出针对大小麻烦的预案后就可以开始行动，让子宫发挥功能了。正是：

> 怀胎十月路漫长，成竹在胸方出场。
> 孕期不适需调养，云消雾散见阳光。

从下一回起，我们将看看男女激情之后的结晶，如何从一个单细胞生长发育成胎儿，其间会遇到哪些比前面提到的 10 个麻烦更麻烦的麻烦？请看下回分解。

附：酸儿辣女及其他

　　如本回所言，怀孕期间很多女性都会出现恶心、呕吐等孕早期不适现象，有的妇女还会出现食物偏好改变。民间流传这样一句话：酸儿辣女。说如果怀孕后喜欢吃酸的水果或者食物，胎儿就是儿子；如果喜欢吃辣的食物，怀的孩子就是女儿。这种说法其实没有科学依据，只是古代人们的一种猜测而已。之所以得到流传，很大可能是如果猜对了，事主就会主动广泛流传；如果猜错了，事主就多半不扩散了。事实上，很多孕妇怀孕期间都倾向于食用酸甜和辣味的食物，主要是因为酸甜和辣味的食物比较能刺激孕妇的食欲而已。还有通过女性怀孕后腹中线是直还是弯，脐部是突出还是凹陷来判断胎儿性别的，同样没有科学根据。至于通过把脉判断胎儿性别，目前看来也不靠谱。

　　讲一则内涵故事：有一大仙，擅长把脉判断性别。大仙很严谨，不仅判断男女，还会在小本上做记录。把完脉后，大仙会含混不清地说"男孩"，有时也会含混不清地说"女孩"，绝不重复，一副天机不可泄露的样子。然后，大仙会认真地在他的小本上记录来访者的姓名和来访时间。然而，最关键的地方是不会让来访者看见的：在孩子的性别一栏中反着写！如果口里说的是"男孩"，记录的则是"女孩"，反之亦然！一般而言，让大仙判断胎儿性别的父母，多半是希望生儿子，那么结果来了：1. 如果被告知生男孩，生的也是男孩，父母自然高兴，可能会带着谢礼致谢，并为大仙做广告。2. 如果被告知是男孩，但生的是女孩，父母多半也就认了，偶尔也可能找大仙理论，这个时候大仙就会镇定自若地把小本拿出来，说："你听错了，我记录的就是女孩，不会错。"3. 如果被告知是女孩，结果生了男孩，父母多半认为是菩萨显灵，喜欢都来不及，不大可能找大仙理论。4. 即使找大仙理论，大仙依然会掏出小本："你听错了，我记录的就是男孩，不会错！"

逸闻而已，不必当真。实际上，判断胎儿性别最准确的方法当然是抽血查染色体和超声检查。但是，除非怀疑胎儿有与性别相关的遗传性疾病，我国法律禁止非医学原因检查胎儿性别。男孩女孩都是宝贝，犯不着以身试法，不是吗？

至于坊间流传的那些如何怀上男孩或者女孩的方法，基本没有科学依据。事实上，只有在家族中存在特殊的、有性别选择的遗传性疾病，行体外受精—胚胎移植时，在植入前遗传诊断（PGD）的情况下选择性别才是合法的。

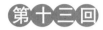

尖尖小荷：预产期及胎儿发育过程

> 精子先生与卵子小姐结合之后就开始了漫长的妊娠历程。破土而出的嫩芽，有的一帆风顺开花结果，有的则会经历风风雨雨。"小荷才露尖尖角，早有蜻蜓立上头"，这是优美的诗情画意，而妊娠的前12周（早孕期）是最容易出现问题的时期，孕妇需要保护胎儿和自己。

说完子宫及其幕后智囊们为维持女性一生的生理和怀孕分娩做出的贡献，以及子宫执行孕育任务之前的种种准备，我们接着探索子宫内胎儿的发育过程。这个充满惊险和乐趣的过程的终点在哪里？潜伏着哪些惊天动地的危险？如何了解危机征兆、安全度过妊娠期？

首先看看如何预测宝宝出生的日子，也就是预产期。有些孕妇掰着手指或对着日历测算宝宝出生时间，毕竟麻烦，医生们有一种简便的计算方法。

子宫内膜进行了足够准备后，受精卵就可以到此定居（着床）并生长发育，从而开始了十月怀胎的旅程。在普通人看来，怀孕旅程开始于同枕共欢的那个春宵，但在医学上却不这么计算，而是从那之前的2周左右算起，也就是说从女性最后一次月经的第一天（即末次月经）开始。

照此计算，男女同房的时候已经是妊娠2周；胚胎着床的时候，差不多是妊娠 3 周；该来月经而没有来的时候，胚胎应该算 4 周了；到分娩的时候，新生儿一出生就应该算 1 岁了。由此看来，老祖宗的虚岁之说并非弄虚作假，而是很有道理，比西方的实岁说要先进几千年。

知道末次月经日子后，对于月经周期正常的女性，就可以计算胎儿出生的日子，即预产期。按以下公式计算：末次月经的月份加 9（或者减 3）、日子加 7 就是预产期。比如，某位女士的末次月经是 2013 年 11 月 11 日（著名的光棍节），那么她的预产期应该是 2014 年 8 月（11 − 3）18 日（11 + 7），很吉利的日子吧。寸草不生的光棍节出发，果实累累的秋收季节到达。

再比如，一对男女是在 2014 年 2 月 14 日（著名的情人节）那天有且仅有 1 次男欢女爱，而且就有了结晶，末次月经日子又恰好糊涂了，那么我们就估计是 14 天之前，就算 2 月 1 日吧。那么，预产期应该是 2014 年 11 月（2 + 9）8 日（1 + 7）左右。之所以是左右，是因为 2 月只有 28 天，所以更可能是 11 月 11 日。大自然偶尔也开个玩笑，情人节播种，光棍节收获！

与根据末次月经推算避孕的安全期一样，所谓预产期，也就是个大概日期，并不精确。多年以前我刚毕业时在门诊接诊过一位女士，那时刚刚兴起过情人节。她告诉我她末次月经是 2 月 1 日，又告诉我 2 月 12 日和 2 月 15 日分别有一次同房，她的问题是要我确认到底是哪一天怀上的，前一天还是后一天？这道题考倒我了，我无法判断，无奈地反问："这很重要吗？"她说："重要！相当重要！"

您或许已经猜出来了，情人节前后与这位女士共度良宵的，是两个不同身份的男人。这种可能给家庭带来危机，又让医生无法解答的游戏有很多麻烦。实际上，如果情不自禁又不希望产生结晶，有很多方法可以选用，《话说生命之宫（下卷）》会有关于避孕的叙述。

言归正传，从精子与卵子受精开始到分娩结束的 10 个月（从妊娠角度，1 个月是 28 天，而不是 30 天），胎儿到什么时候就基本成形了呢？一般而言，到妊娠 12 周，胎儿基本已经长成人形。同时，为胎儿提供营养的中转站——胎盘也形成完毕，验收之后正式启用。

在描述妊娠 12 周之前的新生命时，一会儿称为"胚胎"，一会儿称为"胎儿"。如何划分？通常妊娠满 10 周（也就是两情相悦并受精后的 8 周，即 2 个月）内的生命称为"胚胎"，是器官分化、形成时期；自妊娠第 11 周开始称为"胎儿"，是生长、成熟时期。教科书描述胚胎和胎儿发育特征的时候，通常以 4 周为 1 个基本孕龄单位。

4 周末：也就是该来月经而没有来的那天。新生命是一个细芽，但可辨认出胚盘和体蒂。

8 周末：胚胎已经初具人形，头大，差不多占整个胎体的一半。能分辨出眼、耳、鼻、口、手指及足趾，各器官正在分化发育，心脏已经形成。

12 周末：胎儿身长 9 厘米，典型的小短腿，因为从头顶到臀部的长度为 6 厘米～ 7 厘米。从外生殖器已经可以初步辨认性别。胎儿四肢可以活动了。

16 周末：胎儿身长约 16 厘米，体重约 110 克。从外生殖器可以确认胎儿性别。头皮长出头发，开始出现呼吸运动。部分孕妇自己可感觉到胎动了。

20 周末：胎儿身长约 25 厘米，体重约 320 克。全身覆盖有毳毛，开始出现吞咽和排尿功能。体重开始迅速增长。胎儿运动明显增加，胎动活跃。

24 周末：胎儿身长约 30 厘米，体重约 630 克。各脏器均已发育，但皮下脂肪少，皮肤皱缩，像个干巴老头。眉毛和睫毛出现。肺已经发育，出生后可有呼吸，但生存力差。

28 周末：胎儿身长约 35 厘米，体重约 1000 克。表面覆盖胎脂。眼睛半睁开，四肢活动好，有呼吸运动，出生后可存活。由于肺不成熟，容易患呼吸窘迫综合征。

32 周末：胎儿身长约 40 厘米，体重约 1700 克。生活能力提高，出生后注意护理多可存活。面部皱纹较多。

36 周末：胎儿身长约 45 厘米，体重约 2500 克。皮下脂肪增多，面部皱纹消失。生活能力良好，基本能存活。

40 周末：胎儿身长约 50 厘米，体重约 3400 克。发育成熟，生活能力好。

以 4 周为单位，我们似乎从遥远的太空俯瞰到从尘埃中走来的自己。正是：

小荷尖尖出池塘，一日更似一日长。

每月体察大变化，四十周后移产房。

在妊娠前 12 周之内，是胚胎和胎儿发育的关键时期，是胎儿自然淘汰的主要时期，也是受外界影响最大的时期。在胎儿羽翼未丰的早孕期，面临最大的危险是什么呢？当然是流产！请看下回分解。

附 1：孕前和孕早期的必要检查

在妊娠早期，为了了解胚胎发育状况和孕妇自身情况，需要进行哪些必要的检查呢？

通常建议女性准备怀孕前进行一些必要的检查，主要目的是明确女性是否患有某些不宜怀孕的疾病或者存在某些会影响怀孕的感染。

1. 血和尿的常规检查，了解有无贫血、肾炎和泌尿系感染。

2. 取血查肝肾功能，了解是否存在隐匿性肝肾疾病。

3. 取血查乙肝、HIV 等，发现问题可以进行有针对性的防护。

4. 取血查 TORCH 抗体，以排除某些会影响胚胎的特殊病原体。

5. 做宫颈防癌检查，即薄层液基细胞（TCT）检查，发现宫颈异常，根据情况决定继续备孕或处理后再定。

如果怀孕前没有做这些检查，则需要在早孕期进行。

早孕期检查的另一项内容就是看胚胎是否正常。通常而言，月经过期确定，用试纸检查尿妊娠试验阳性确定怀孕后，如果没有特殊不适，一般不用取血检查，也不必急于做超声检查，可等到停经 7 周左右行超声检查，因为这时超声检查可以探测到胎儿心跳，会给孕妇一个惊喜。

但是，如果停经后有腹痛、阴道出血等异常情况，则需要提前检查，可以取血查人绒毛膜促性腺激素（hCG）。正常情况下，

48～72小时内数值会迅速增长，甚至翻倍。也可以做超声，通常停经6周左右通过超声检查就可以看见原始胎芽。如果检查的数值达不到前面提到的标准或者超声检查没有看见胎芽，在女性自身情况稳定的状况下，不必急于判断是否有异常，等1周以后再复查。

现代医学技术可以在早孕期取绒毛进行遗传学检查，确定胚胎有无畸形。在体外受精—胚胎移植（试管婴儿）中，还可以在将胚胎植入子宫前，取一部分不会伤及胚胎的细胞进行遗传学检查。

附2：预产期推算公式——内格莱氏法则

古人云"十月怀胎，一朝分娩"，说的就是怀孕足月及预产期的问题。但请注意，其中月的长度，不是指现在公历中的 30 天或者 31 天，而是指农历，或者更确切地说，是指月经周期的平均长度，即 28 天，于是有人认为这和天上的 28 星宿有关。但不管怎样，都提示足月妊娠的时间为 280 天，也就是 40 周。尽管知道了这个规律，但要通过掰手指头一天天计算或者查日历来算预产期，也颇为麻烦。

感谢一名叫弗朗茨·卡尔·内格莱 (Franz Karl Naegele) 的德国妇产科专家，他在 19 世纪 50 年代发明了一种计算预产期的法则——内格莱氏法则。计算方法是根据女性最后月经周期的第一天，加上一年，减三个月，加上七天。因此一般来说，预产期大约 40 个星期，若从受精开始，则为 38 个星期。于是，计算预产期的时候，就在某次月经的月份和日子的基础上，在月份上 + 9，如果 + 9 后结果大于 12，就在月份上 - 3；在日子上则 + 7，如果加 7 后超过 30，则换算成下一个月的相应日子。当然，现在手机上有很多计算预产期的 App 或小程序，只要输入末次月经，就可秒得预产期日子。

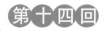

蜓立叶旁：流产及背后的凄美故事

尽管新生命中有母体一半的遗传物质，但对于子宫而言仍然属于异物，子宫对其既爱又恨，在排斥中接纳，这一平衡过程贯穿妊娠始终。当然，终归是新生命胜出的机会较多，一旦失败就成为重要的妊娠事件——流产。

流产是指妊娠不足 28 周、胎儿体重不足 1000 克而终止者。流产分为两种：一种是自然情况下，由于胚胎自身原因、母体原因或其他原因，妊娠无法继续进行下去而发生流产，称为"自然流产"；另外一种情况是胚胎或胎儿长得好好的，但由于是不期而至，于是被挡在大门之外，这就是"人工流产"。

为了更好地理解流产这一重要的妊娠事件，我们不妨听听这些被不幸流产的新生命的一段宫廷式凄美表白。

感谢母后给儿臣一个可能来到这个世界的机会，虽然儿臣没有抓住。母后有所不知，儿臣在子宫里才刚刚冒出池塘，各种各样的大蜻蜓就飞落头上。其中吨位最重、足以将儿臣压趴下的，就是"土肥圆"级别的大蜻蜓——流产公公。

儿臣和难兄难弟们被自然流产公公拦截后，母后和天下有类似遭遇的女人会伤心至极，但其实很多时候公公是正确的，反倒是被故意派来的人工流产公公，儿臣等人有时很不满意。儿臣等人知道母后和天下女人有很多难以言表的苦楚，但如果不想让儿臣等人前来，其实有很多（避孕）方法。再斗胆说一句，儿臣等人也是有骨气的！如果总是被拒之门外，等你们想召见的时候，我们未必遵旨前来。因为无论哪种人工流产，对胚胎赖以生存的土壤——子宫内膜都有破坏作用。母后也许听说过，巧王府的夫人做过一次人流后就再也怀不上孕了，很有可能是子宫内膜被破坏了，或者人流后感染引起了输卵管炎症，真的很巧。母后您说某些府上的夫人做了多次流产，但想怀孕还是立马就怀。儿臣承认这些情况都存在，但全凭运气，母后不是说宫里不提倡赌博吗？

对一位特殊身份的人工流产公公，儿臣等人也是理解的，那就是女性因为种种原因无法继续妊娠，太医都说需要终止，比如严重的心脏病或内科疾病。古有沉香力劈华山，今有儿臣舍身救母，无怨无悔。陈芝麻烂谷子的事就不多说了，还是重点向您禀报儿臣等人如何被自然流产公公拦截这事吧。

对于像盼星星、盼月亮一样盼望儿臣的母后和父皇，自然流产无疑是一场宫廷灾难，公公是该千刀万剐的内奸，但儿臣却要为面目狰狞的公公说几句话。其实从人类繁衍角度，自然流产未必都是坏事，很多情况下是一种自然选择。古人曾说好死不如赖活着，接着又说长痛不如短痛！如果儿臣等人带着缺陷而来，你们承受的压力和付出的精力会成倍增加，还是让那些更健康的弟弟妹妹来吧。

太医们更是文绉绉的，有时称儿臣等人为"胚胎"，有时又称"胎儿"，叫得我们都糊涂了。通常将妊娠 10 周以内的生命体称为"胚胎"，妊娠 11 周以后的生命体称为"胎儿"。实际上，即使男性的精子和女性的卵子成功结合受精形成了胚胎，而且都种植到子宫内膜（着床）以后，大约 1/3 的胚胎还是会发生自然流产，其中 80% 为早期流产，也就是说在妊娠 12 周以内的流产。而且在早期流产中，大约 2/3 的流产神不知鬼不觉，也就是发生在下次月经之前的流产，称为"隐性流产"，也称"生化妊娠"。

这下母后您清楚了吧，像儿臣这样被公公拿下的并不罕见，偶尔一两次被公公拿下，母后不必在意。但如果三番五次被拿下，母后就需要注意了。

母后问儿臣等人为何被自然流产公公拿下？一言难尽！自然流产原因包括儿臣等人的自身原因（胚胎因素）、母后您的原因（母体因素）、父皇的原因（父亲因素）和江湖因素（环境因素）。

老实交代，之所以被公公拿下，多半是儿臣等人自身的问题（胚胎或胎儿染色体异常，占 50% ～ 60%）。正因为如此，太医说自然流产多半是自然选择的结果，是女性和男性遗传给子代的遗传物质——染色体发生了异常。

太医说染色体异常很多都是遗传性的，也就是说父体来源的精子或者母体来源的卵子自身的遗传物质（脱氧核糖核酸，DNA）存在异常。有一种病名为"常染色体隐性遗传病"，如果母后和父皇都携带某种致病基因，但两条染色体中有一条是正常的，儿臣就不会发病；但母后和父皇各出一条染色体配对后，产生的个体中有 1/4 的机会两条染色体都有这种致病基因，如果儿臣等人正好是那 1/4 就挂掉了。

太医又说江湖险恶，有的染色体异常可以由感染、药物和放射线等环境因素引起，例如女性的卵子、男性的精子、受精卵或胚胎发育早期遭受过感染、放射线或致畸药物的影响，导致遗传基因畸变和表达失常。如果缺陷特别严重，胚胎和胎儿就不能成活，发生流产，这就是儿臣等人的命运；如果遗传缺陷不是特别严重，胎儿可以成活并分娩，出生后的某个时期再发病。

从这个角度，自然流产公公其实是一身正气的汉子，您甚至可以考虑让他娶个宫女出宫养老。还有，公公之所以拦截儿臣等人，有些时候是因为母后您自身的原因（母体因素所致的流产），公公不得不下狠手。

如果女性患有严重感染、高热疾病、严重贫血或心力衰竭、慢性肝肾疾病、血栓性疾病，导致宫腔胚胎生长发育环境差，就可能流产。有一类称为"TORCH"的特殊病原体，对女性影响不大，但可导致胚胎或流产、或畸形。"TORCH"是弓形虫（T）、风疹病毒（R）、巨细胞病毒（C）、单纯疱疹病毒（H）和其他病毒的简称。（必须穿越到现代一下）怀孕前可以检查这些微生物的抗体，如果 IgG 阳性数值不高，说明女性感染过这一类微生物；如果 IgM 阳性，则表明有近期感染，不宜怀孕。

如果子宫存在畸形，或有子宫肌瘤、宫腔粘连、损伤或手术后所致宫颈功能不全也可以影响胚胎着床和发育，从而导致流产；女性内分泌和免疫功能异常也可能引起流产，如黄体功能不全导致孕激素水平低下、高催乳素血症、多囊卵巢综合征、甲状腺功能异常、糖尿病血糖控制不良、抗磷脂抗体、狼疮抗凝血因子阳性等。

太医还说，强烈的应激也会让儿臣等人遭遇自然流产公公，比如躯体刺激（如手术、腹部撞击伤、性生活过频或动作过猛）和心理刺激（如过度紧张、焦虑、恐惧、忧伤、悲伤等精神创伤）。坊间流传威猛将军出使东洋 3 个月，回来后第二天夫人就不幸流产。夫人的贴身丫鬟嚼舌头说就是小别胜新婚闹的！还说一向怕狗的兰贵人怀孕了，但被巡捕房的大黄狗给吓流产了！宫里虽然辟过谣，但儿臣偷看过太医们的私信，证实确有其事。

最后，不良的生活习惯（吸毒、过量吸烟、酗酒、过量饮用咖啡）也会增加儿臣等人被公公拦截的可能。现在一些大户人家府上的夫人都赶这些时髦，您母仪天下，自然生活方式健康，但能否训导天下女性？

母后问儿臣等人遭遇自然流产公公后会怎样？凶多吉少！

前日儿臣在太医院的横梁上偷听过太医们讨论儿臣等人遭遇自然流产公公后的结局。太医们说流产越早，出血越少，女性的危险越小。如果是发生在下次月经之前的隐性流产，女性可以完全没有症状，或者仅仅是月经稍微比前次多一些；如果在孕 8 周以前遭遇流产，胚胎多已经死亡，妊娠物多能完全排出，如果出血不多，可以观察，不需要特殊处理；对于

8 ～ 12 周的早期流产，由于供应胚胎和胎儿营养的胎盘绒毛发育旺盛，与子宫内膜（蜕膜）结合紧密，流产后不容易排出，影响子宫收缩而出血较多，需要手术处理（刮宫）；妊娠 12 周以后的晚期流产，胎盘已经完全形成，胎儿多已经死亡，有时就像一次小的分娩，是否需要手术，根据具体情况定。

太医说，儿臣等人被自然流产公公拦截后的主要表现是让母后和其他有类似遭遇的女人腹部一阵阵疼痛和阴道出血。一旦怀孕女性出现这两种症状之一，就需要到医院，并穿越到现代做超声检查，并取血做绒毛膜促性腺激素（hCG）和黄体酮水平（P）检查。黄体酮水平可以判断妊娠结局。正常妊娠时，在妊娠的 6 ～ 8 周，hCG 值每日以 66% 的速度增长。如果 48 小时之内增长 <66%，或 72 小时之内没有翻倍，提示流产的可能性大。

太医根据儿臣等人被公公拦截后的狼狈样，说出很多稀奇古怪的名字。儿臣等人被公公盯上之后，会让母后们出现腹痛和阴道出血，但儿臣等人性命尚在，而且有些命大的还可能突破拦截继续行走江湖，这种状况称为"先兆流产"。如果情况继续恶化，儿臣等人奄奄一息而公公胜券在握，称为"难免流产"。如果儿臣等人被公公完胜，完全被清除，不在子宫中留下踪迹，称为"完全流产"。如果公公功夫稍微差了些，儿臣等人残存部分留在子宫，称为"不全流产"。还有，如果儿臣等人虽被公公摆平，但公公没有能力将我们请出子宫，称为"稽留流产"。读书人的脑袋太复杂，儿臣不服不行。

太医说，根据与流产公公遭遇的情况，太医院对儿臣等人的发落不同。如果孕周较小或是胚胎已经排出完全的完全流产，可以保守观察；对于明确为母后黄体酮水平低、有可能保胎的先兆流产，可以用药物进行保胎；对于胚胎组织排出不完全的不全流产，需要请人工流产公公帮忙（刮宫）；对于阴道出血时间较久，或在不正规诊所流产不全的女性，太医们说要警惕合并感染；对于月份较大的、胎儿已经死亡且滞留宫腔内未能及时自然排出的稽留流产，要警惕凝血功能障碍，因为胎儿死亡后，胎盘可产生某些特殊物质，引起血液不凝。正是：

蜻蜓悄然立叶旁，总有荆棘不坦荡。

流产原因十数种，物竞天择莫悲伤。

　　正想听儿臣到底会遭遇哪一种发落方式，房梁那边突然出现了自然流产公公的影子，儿臣赶紧抽身而退，只隐约听到太医说，停经、腹痛和阴道出血并非流产所特有，也是妇产科为数不多、有可能出人命的急症之一——宫外孕（异位妊娠）的表现。这种凶险的妇产科急症究竟是怎么回事呢？还是让这个与儿臣等人一样命运不济的家伙自己表白吧。请看下回分解。

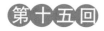

流浪王子：来自宫外孕的悲情表白

正常情况下，卵子与精子在输卵管结合形成受精卵后就会到子宫定居。如果受精卵停留在原地或到达宫腔外的其他地方，则称为异位妊娠（俗称宫外孕）。宫外孕是引起女性死亡的凶险急症之一，且听这位既可怜又可恨的落魄王子的悲催表白吧。

春节、国庆长假或情人节等特殊节假日之后的 1 ～ 2 个月，是各地医院妇产科最繁忙的时候。老天有时会开些让人哭笑不得的玩笑：迫切希望怀孕的男女按照医生的建议隔天一次夜间劳作却总也怀不上孕，而那些不想怀孕、只想表达一下感情的男女，就那么几天甚至一次就意外怀上了。于是，在这些给天下有情人创造时机的黄金假期结束之后的某段时间，因意外怀孕而进行的人工流产就会陡然增加。而且，另一种会使妇产科医生忙得四脚朝天的急诊也相应增多，那就是异位妊娠。还是让他自我表白一下吧。

我叫"异位妊娠"，是妇产科为数不多的夺命急症之一，尤其是在医疗条件不发达的地区。说说我名字的来历吧。所谓"异位妊娠"，就是指男女结合之后的结晶——受精卵在子宫腔以外的地方着床并生根发芽的妊娠，有时人们更喜欢称呼我的小名——宫外孕。但是作为落魄的人，我能请求你们称呼我为"流浪王子"吗？因为我的血管里流淌的依然是你们的血，也是精子和卵子结合的产物。尽管长错了地方，但这真不是我的错，我要血泪控诉。

其实我并不是稀客。大约每50次妊娠中，就有一次可能是异位妊娠，这就是长假之后我的出镜机会暴增的原因。假期时间长了，激情迸发的次数多了，有的时候你们又总是强调肌肤相亲和零距离接触，连那层比纸还薄的雨衣（安全套）都不愿意穿，于是粒粒皆辛苦的爱情结晶自然就增多了。按照概率，你们就可以猜到我的队伍自然也壮大不少。可以说，异位妊娠是每个有生育能力的女性都可能遭遇的"朋友"，好坏那得你们说了算。就算王婆卖瓜吧，我是悬在你们头上的一把达摩克利斯之剑，虽然有些夸张，但引起大家的重视和仇恨总不为过吧。

人们通常根据我和兄弟们在子宫腔以外安家落户部位的不同，给我们取不同的名字：老大嘛，当然就是输卵管妊娠了，因为它占异位妊娠市场份额的95%，其他弟兄还有卵巢妊娠、腹腔妊娠、宫颈妊娠、剖宫产疤痕部位妊娠等。弟兄的排名虽不分先后，但近年由于种种原因，很多女性不愿从阴道分娩而选择那一刀痛快的剖宫产，于是排名最后的那位兄弟的登台次数逐渐增多，我拦都拦不住。

为了表白方便，请允许我暂且以老大（输卵管妊娠）自居，即使你不同意也不要举手。先告诉你们一件一般人我都不告诉的事：在输卵管妊娠中，近4/5发生在壶腹部。如果你们还有印象，第二回中曾经说到卵子小姐与精子先生激情幽会的欢乐谷就是这个被称为"壶腹部"的宽大地方。通常而言，精子和卵子结合形成受精卵，稍微分裂发育一段时间后，输卵管的蠕动作用就会催促新诞生的生命去已经准备妥当的子宫腔中安家落户，这就是令我羡慕嫉妒恨的兄弟——正常宫内孕。

但是人心难测，世事难料，在一些不正常的情况下，我就意外地成为流浪王子而被滞留原地，或者仅仅被象征性转运了一下，到了输卵管壶腹部近端的峡部或间质部就停了下来。甚至有时候它们连运送方向都搞反了，到达了输卵管的远端——伞端。我在间质部生根发芽的情况并不是很多，却很凶险，一旦破裂，出血会很多、很猛，容易引起休克。

我说过我要血泪控诉，因为我流浪王子命运如此悲惨，被滞留原地而不能被护送到子宫腔，全是你们的错！哪些情况会导致受精卵停留于输卵管而不能如期转运到宫腔呢？

我首先要控诉的就是输卵管炎症，这是引起输卵管妊娠的主要原因。各种微生物感染引起的输卵管炎症，可以使输卵管管腔变窄、纤毛功能受损或蠕动功能减弱，导致受精卵运行受阻而停留于该处。输卵管炎症有的是通过男女之间的性活动传播，比如淋病、梅毒、衣原体感染等；有的是因女性生殖道的一些感染上行，比如在月经期有性生活、月经期游泳、在消毒条件不好的非法诊所进行人工流产；还有的则是一种被称为"结核"的特殊感染。

其次要控诉的是输卵管妊娠史或手术史。输卵管妊娠无论经过哪种保守治疗，再次妊娠为输卵管妊娠的概率都达 10%。如果女性有输卵管绝育或其他手术史，输卵管妊娠的发生率则达 10% ~ 20%。

再次，我也要抱怨一下苍天。输卵管先天发育不良或功能异常，或者子宫肌瘤或卵巢肿瘤影响了输卵管的通畅。

最后我不得不说，各种辅助生殖技术（如试管婴儿）的开展、宫内节育器或紧急避孕失败后，输卵管妊娠的登场概率也会增加。

说完这些你们终于明白，正是由于你们的不小心或者上天的不容，害得我独在异乡为异客，我的命运交响曲从此改为《悲怆》！不信你们就看一看我异位妊娠的结局吧。

就受精卵的着床条件而言，输卵管与子宫相比贫瘠了很多。输卵管的管腔狭小，管壁薄而且缺乏肌层，伸缩性远远不如子宫。所以，我留在输卵管的境况很可怜，胚胎结局堪忧，会以以下几种方式告别人生舞台。

有时候我很洒脱，只挥挥手而不带走一片云彩。但有时候，我会带着新仇旧恨，狠狠报复你们一把，甚至让你们和我同归于尽！但是随着医学技术的发展，你们和我同归于尽的机会少之又少，已经渐趋为零了。

　　我的第一种告别方式比较温柔——输卵管妊娠流产。该种情况多见于输卵管壶腹部妊娠，多发生在妊娠 8 ~ 12 周。尽管受精卵在输卵管苟活了下来，但由于居住条件太差（蜕膜形成不完全），营养供应不足，胚胎最后脱离管壁落入管腔，刺激输卵管逆蠕动，经伞端排出到腹腔，形成完全流产。这种情况一般出血不多。如果胚胎从管壁剥离不完整，看似我想走，其实又想留，藕断而丝连，残存部分就会继续侵蚀输卵管壁，出血就会比较多，形成血肿，甚至需要手术。

　　我的第二种告别方式比较生猛——输卵管妊娠破裂。多见于输卵管峡部妊娠，一般发生于妊娠 6 周左右。由于胚胎生命力顽强，在输卵管相对富饶的峡部奋力植根，穿出黏膜，侵蚀肌层及更外面的浆膜，于是形成输卵管妊娠破裂。由于该处的输卵管肌层血管丰富，短期内就可能发生大量腹腔内出血，使患者出现休克。破裂多为自发性，但也发生于剧烈活动或性生活之后。患者腹痛剧烈，输卵管间质部妊娠所在部位肌层较厚、血运丰富，破裂发生较晚，在妊娠 12 ~ 16 周才发生。一旦破裂和子宫破裂相似，往往在短时间内出现休克，十分凶险。

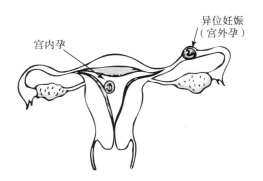

　　我的第三种告别方式比较内向——无论是破裂还是流产，如果胚胎死亡，血肿不能消散，过一段时间后就变硬并与周围粘连，称为"陈旧性宫外孕"。

我最后一种告别方式比较另类——排入到腹腔中再次种植、存活、生长，形成腹腔妊娠。

那么，什么时候医生会怀疑到我的存在呢？这要依靠输卵管妊娠的典型症状。

你们的医学前辈说，典型的疾病只存在于教科书中，多数病人的症状都不典型。这太正确了，因为输卵管妊娠的症状与到了子宫腔却没有成功发育的流产很相似，常常难以区分。输卵管妊娠的典型症状是停经后腹痛及阴道出血。

患者多有 6 ～ 8 周或更长时间的停经史。腹痛是输卵管妊娠的主要症状，占 95%。在输卵管妊娠流产或输卵管破裂之前，疼痛为一侧下腹部隐痛或酸胀感；当发生流产或破裂后，会突然感到一侧下腹部剧烈疼痛，撕裂样，有时伴有恶心和呕吐。

由于血液的刺激，患者可能有肛门坠胀感。如果出血多，会刺激膈肌，还会引起肩部的疼痛。60% ～ 80% 的患者会有阴道出血，但一般不会超过月经量。如果有严重的腹腔内出血，患者可出现晕厥和休克。

医生一旦怀疑到异位妊娠的存在，会有哪些侦察手段？下面一起来了解一下输卵管妊娠的检查。

①人绒毛膜促性腺激素（hCG）测定：这是诊断正常妊娠和异位妊娠最基本的检查。异位妊娠的 hCG 水平比宫内妊娠低，而且增长速度缓慢。正常妊娠 hCG 的倍增时间在 72 小时之内，如果倍增时间超过 7 天，就需要考虑是异位妊娠了。

②超声检查：超声检查是诊断异位妊娠不可或缺的手段，有助于明确我存在的部位和大小，为治疗提供依据。说句掏心窝子的话，经过阴道做超声较好，一是探测更准确，尤其是对于比杨玉环同学还丰满 10 倍的女性；二是不用憋尿，不需要长时间等待。但如果是宫内孕还是异位妊娠尚不能确定，而且如果是宫内孕又希望继续妊娠者，还是喝水憋尿做腹部超声检查更稳妥一些，免得打草惊蛇，把我那宫内孕兄弟给扰动了。

③腹腔镜检查：目前已经成为诊断的金标准，而且可以根据情况进行治疗。我（异位妊娠）对此很是担心和不安，你们这是要把我对你们的报复往大海里扔啊。

④后穹隆穿刺：这是一种传统但很简单实用的方法。人体在半坐卧位时，子宫与直肠之间的窝是腹腔内最低的位置，如果腹腔内有出血，就会积存在这里。又由于某些特殊机制，流到腹腔中的血液不会凝固，通过阴道的后穹隆进行穿刺，如果抽出不凝血，则说明腹腔内有出血。

⑤诊断性刮宫：主要用于不能确定是否有宫内孕流产或者胚胎发育不良，而且夫妇明确表示不希望保胎者；又或者超声检查不能确定妊娠部位的患者。如果刮宫见到了绒毛，则基本可以排除异位妊娠的诊断。然而凡事都没有绝对，宫内孕兄弟和我（异位妊娠）同时存在的情况也是有的，但比万一还少，是1/30000。以后我会讲一个惊天动地的故事（参见下卷第一百一十九回）。

好了，该血泪控诉的我已经控诉了，该坦白交代的我已经坦白了。正是：

> 王子流亡在异乡，恰似猛虎落平阳。
>
> 可怜必有可恨处，情急跳墙惹伤亡。

我知道，我是那永远无法到达彼岸的流浪王子，注定是漂泊的命、惹事儿的主。我理解你们，为了防止我在异乡酿成大祸，你们就大义灭亲、向我开枪吧！如何治疗异位妊娠？那是医生的事。请看下回分解。

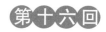

第十六回

八仙助场：异位妊娠治疗方法选择

对于流落在异乡的落魄王子——异位妊娠，有好几种方法可以应对。有时候很温柔，什么也不做，复查指标，让它自生自灭（期待疗法）；有时候可以赐给毒药，让其自绝（药物治疗）；有时候则必须出狠手（手术治疗）。看菜吃饭，因人而异。

由于医学技术的进步和人们对自身健康的重视，目前对异位妊娠的诊断更早、更准确，于是可选择的处理方法就多了一些。

【期待治疗】

对于输卵管妊娠，如果患者的情况比较好，没有腹痛和腹腔内出血的征象，从诊断上考虑已经完全流产，或吸收形成陈旧性宫外孕，可以什么治疗措施都不用，称为"期待疗法"。也就是期待异位妊娠在条件不好的环境中知难而退，悄无声息地永远离开。

具体而言，期待治疗需要符合以下条件：①疼痛轻微，出血少。②方便复查，随诊可靠。③无输卵管妊娠破裂的证据。④血hCG低于1000U/L，且继续下降。⑤超声检查显示输卵管未探及妊娠囊或妊娠直径小于3厘米。⑥超声检查或其他检查提示无腹腔内出血。

需要注意的是，期待治疗过程中应关注生命体征、腹痛变化，并进行 B 超和血 hCG 监测。

【药物治疗】

通过化学药物进行治疗，主要适用于早期的输卵管妊娠，要求保留生育能力的年轻患者。药物治疗的患者需要符合下列条件：①无药物治疗的禁忌证。②输卵管妊娠未发生破裂。③异位妊娠的妊娠囊直径不超过 4 厘米。④血 hCG 低于 2000U/L。⑤无明显腹腔内出血的体征和超声表现。

如果患者存在以下情况，则不能用药物治疗，包括：①生命体征不稳定。②输卵管妊娠破裂。③妊娠囊直径超过 4 厘米，或超过 3.5 厘米但伴有胎心搏动。

化疗一般采用全身用药（肌肉注射），也可在超声监视下直接注射到异位妊娠中。常用的化疗药物为甲氨蝶呤（MTX），它可以抑制滋养细胞增生，破坏绒毛结构，使胚胎组织坏死、脱落，最后吸收。多为单次肌肉注射，并在用药后的第四天和第七天取血查 hCG。如果治疗后 4 ~ 7 天血 hCG 下降幅度 <15%，可以再给药一次，然后每周复查 hCG，直到正常（<5IU/L），一般需要 3 ~ 4 周。

并不是所有适合条件的患者应用化学药物治疗后都能成功，因此在治疗期间，医生会让患者多次复查 B 超和血 hCG。如果用药后两周左右血 hCG 下降满意，腹痛缓解或消失，阴道流血减少或停止，则表示治疗成功；如果病情无改善，甚至发生急性腹痛或输卵管妊娠破裂症状，则需要立即进行手术治疗。

【手术治疗】

分为保守手术和根治手术。保守手术就是保留患病侧输卵管，根治手术就是切除患病侧输卵管。患者有以下情况时，医生会建议手术治疗：①生命体征不稳定或有腹腔内出血、休克征象者。②诊断不明确者。③异位妊娠有进展者（如血 hCG 大于 3000U/L 或持续升高，有胎心搏动，附件区有巨大包块）。④随诊不可靠，容易失访后出危险者。⑤药物治疗禁忌或药物治疗无效者。

取出异位妊娠物、保留受累的输卵管的保守手术适合有生育要求的年轻女性，或第一次患异位妊娠的女性。近年由于异位妊娠早期诊断率的提高，输卵管妊娠在破裂或流产前就得到诊断的情况明显增多。由于输卵管结构没有受到最终破坏，给保守手术提供了机会。可通过挤压的方法将妊娠物挤出来，也可以切开输卵管后取出妊娠物。由于存在部分妊娠物没有取干净的危险，术后还需要监测 hCG。

对于无生育要求的输卵管妊娠，同一部位再次发生的异位妊娠，有腹腔内出血休克的急诊患者，可清理积血后直接切除输卵管。

目前腹腔镜手术是手术治疗异位妊娠的主要方法，除非患者生命体征极不平稳，需要快速开腹止血者。在我刚进入北京协和医院的 20 世纪 90 年代初期，只有白班医生才用腹腔镜进行异位妊娠手术，夜班通常还是开腹。而现在无论白班还是夜班，几乎 100% 用腹腔镜，说明人们的微创观念和微创技术都提高了。

用腹腔镜进行异位妊娠手术的另一个好处是它可当作诊断性检查。如果手术中在输卵管和腹腔的其他部位没有发现妊娠囊，最后确诊是宫内孕可刮宫，也比原先的开腹手术对病人的损伤小。

以上就是关于异位妊娠治疗的简单介绍。正是：

八仙过海来助场，四窜病虎休逃亡。

药物手术或期待，对症施治为安康。

其实，我们不妨把流产和异位妊娠当成人类生命形成过程中的陷阱和歧途，如果胚胎和胎儿能绕过陷阱或不被引入歧途，那么就会顺利地进入相对平稳的中期妊娠阶段。但是，看似风平浪静的海面下，是否存在危险的旋涡和暗流呢？请看下回分解。

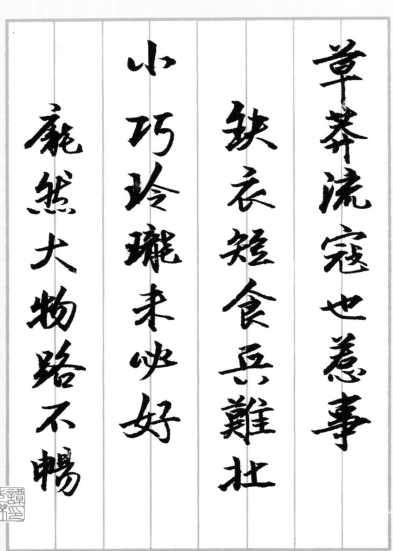

草莽流寇也惹事　缺衣短食兵难壮　小巧玲珑未必好　庞然大物路不畅

草莽流寇也惹事

缺衣短食兵難壯

小巧玲瓏未必好

龐然大物路不暢

风平浪静大敌藏

兵临城下显嚣张

蜜罐如何酿美酒

劲敌当前休逞强

风平浪静大敌藏 兵临城下显嚣张 蜜罐如何酿美酒 劲敌当前休逞强

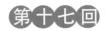

风平浪静：也说中期妊娠保健事宜

怀孕第 13 ～ 28 周称为"中孕期"。这是相对平稳的一段妊娠时间，子宫中的胎儿已经比较坚强，夫妻之间的性生活可以恢复，甚至对子宫或者卵巢动手术也不至于使胎儿流产。但是，风平浪静的背后也隐藏着危险。那么，孕妇需要注意哪些问题呢？

如果人类的早期生命（10 周以前称"胚胎"，之后称为"胎儿"）能够绕过流产这一主要陷阱和其他陷阱，而且不被引入异位妊娠等歧途，平安度过早孕期，维持到妊娠 12 周以后，就进入了中孕期，一直到妊娠 28 周为止。这是一段相对平静的妊娠旅程，发生流产的可能性小了很多，这个时候的产前检查通常是每 4 周 1 次。

尽管腹中已经有了宝宝，但妊娠中期夫妻之间的性生活可以恢复了，不能因为怀孕而影响了夫妻感情。小说中有因为怀孕的妻子拒绝性生活而老公出轨的故事，应该是有生活原型的。当然，出于对宝宝的尊重和爱护，性生活频次应有所控制，方式和体位不妨做些改变，动作应该比较温柔，以免引起保护胎儿的羊膜破裂，引发流产。

妊娠 10 周左右，胎儿各个器官的形状基本分化形成完毕，之后就是继续发育成熟的过程。早孕期对胚胎发育有影响的因素，如致畸药物、放射性、环境毒物等，其影响相对小了一些。

胎儿的附属物（胎盘）在 12 周左右完全形成，开始为胎儿提供营养物质，并分泌一些激素维持妊娠。从此以后，子宫和胎儿基本上可以不依赖卵巢了。如果卵巢上发生了需要手术切除的肿瘤，可以在妊娠中期手术，一般认为在妊娠 14 ~ 16 周最好。可以做卵巢肿瘤剔除，如果病情需要，即使切除卵巢也不会对胎儿造成大的影响。当然，妊娠期手术的风险是比较高的，因为麻醉和手术操作都可能打破子宫的宁静，诱发子宫收缩而导致流产。

对于在早孕期发现了比较严重的子宫颈癌前病变（甚至早期宫颈癌），从病情角度需要处理但同时又希望保留胎儿的孕妇，可以在中孕期做手术，主要是做宫颈锥形切除，即圆锥形切除子宫颈的一部分送病理检查。

中孕期旅程相对风平浪静，正好进行一些特殊检查来排除遗传性疾病或先天性疾病。如果检查发现了可以矫正的畸形而且医疗条件许可，可以进行胎儿干预，使用药物或者进行宫内手术。如果疾病或畸形不能矫正，则需要及时处理，阻止严重缺陷儿的出生，这又牵涉到伦理问题，暂且不讨论。

建议每一位孕妇都接受产前筛查。

孕 12 周时需要进行超声检查，测量胎儿颈后透明带和胎儿的鼻骨高度以排除唐氏综合征胎儿，因为这种患儿的颈后皮肤厚、鼻梁塌。年轻孕妇超声未发现异常就可以进行无创 DNA 筛查或血清学筛查了。

妊娠 18 ~ 24 周，可通过超声对胎儿的各个脏器进行全面筛查，以发现致死性无脑儿、严重脑膨出、严重开放性脊柱裂、严重胸腹壁缺损伴内脏外翻等严重畸形。有条件的地区可以在孕 18 ~ 24 周进行先天性心脏病的超声筛查。

遗憾的是，无论何种产前检查，都无法保证检出所有的异常胎儿。例如，通过超声检查发现畸形的概率仅为 50% ~ 70%。也就是说，超声检查没有发现问题并不一定就意味着完全正常。无论设备多么先进，都还隔着一层肚皮。随着高精度超声的出现和四维超声的引入，也许未来的超声图像会与高清电视一样清晰。从技术上未必是天方夜谭，不怕做不到，就怕想不到。

正是：

风平浪静大敌藏，遗传缺陷似恶狼。

产前筛查不能少，秋后方有果实香。

的确，中孕期看似风平浪静，其实也隐藏着惊天动地的风险，其中气势汹汹而又令人琢磨不透的是妊娠高血压疾病，此病是引起母儿死亡的主要原因。气势汹汹的人物究竟是何面目，请看下回分解。

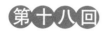

大敌嚣张：谈谈妊娠期高血压疾病

　　一般人都认为高血压病是中老年人的常见慢性病，殊不知，孕妇也容易出现血压异常升高的状况。这就是妊娠期高血压疾病——一组妊娠和高血压并存的疾病，是影响母婴健康的主要问题之一。如果孕妇在怀孕之前就有慢性高血压，也属于妊娠期高血压病的范畴，但是这类孕妇容易早期发现并得到及时治疗，更常见的情况是怀孕前血压正常的女性在怀孕后出现高血压。

　　妊娠期高血压的病因至今仍不明确，医生发现某些类型的孕妇容易发生妊娠期高血压，据此识别出这类高危人群，包括：①孕妇以前发生过妊娠期高血压，或者母亲、姐妹发生过妊娠期高血压。②抗磷脂抗体阳性。③有慢性高血压、慢性肾炎、糖尿病。④孕妇年龄 ≥ 40 岁。⑤初次产检时 BMI（体重／身高的平方）≥ 28kg/m^2。⑥本次妊娠是多胎妊娠，首次怀孕或者与上次妊娠间隔时间 ≥ 10 年。⑦早孕期的时候血压就轻度升高，收缩压 ≥ 130mmHg 或舒张压 ≥ 80mmHg。

【发病机制】

　　有很多学说用来解释妊娠期高血压的发病机制，迄今为止未臻统一。

免疫学说认为，妊娠本身相当于做了器官移植，属于成功的"半同种移植"，妊娠维持有赖于母儿间的免疫平衡，如果免疫平衡失调，则可能出现免疫排斥反应，引起妊娠高血压疾病；胎盘缺血学说认为，妊娠滋养细胞入侵不足，胎盘血管重塑不够，导致胎盘缺血；非主流的观点认为血管调节物质异常、遗传因素、营养缺乏等也与妊娠高血压疾病的发生有关。

尽管妊娠高血压疾病的发病机制各方争论不休，但一致认为全身小动脉痉挛收缩是子痫前期—子痫的基本病变，并用它解释妊娠高血压疾病的各种临床表现。由于小动脉痉挛，血管内皮细胞受损，通透性增加，出现血压升高、水肿、蛋白尿及血液浓缩。脑、心、肺、肝、肾等重要脏器严重缺血可导致心、肝及肾衰竭、肺水肿及脑水肿，导致抽搐、昏迷。血管痉挛导致胎盘缺血梗死，可能引发胎盘早剥及胎盘功能减退。

【病情轻重】

按照病情轻重将妊娠期高血压疾病分为妊娠期高血压、子痫前期、子痫 3 种。

1. 妊娠期高血压

以往血压正常，妊娠之后出现的高血压称为"妊娠期高血压"。测量时需要同一手臂至少测量 2 次，收缩压 ≥ 140mmHg 和（或）舒张压 ≥ 90mmHg 才能定义为高血压。这类患者一般只是血压稍高，没有其他表现，产后 12 周可以恢复。因此有时需要在分娩之后才能确定是否是妊娠期高血压。

2. 子痫前期

妊娠 20 周之后，孕妇出现高血压，而且有尿蛋白、水肿、头晕等症状，说明病情已发展到子痫前期。

3. 子痫

子痫前期可进一步发展成为子痫。子痫最突出的表现就是抽搐，进展很快，最后出现昏迷。但也有一部分发生子痫的孕妇，血压升高不明显，尿蛋白不高。

因病情轻重不同，妊娠高血压疾病孕妇的临床表现差异很大。有的孕妇仅表现为检查发现血压升高或者尿蛋白异常而没有明显的自觉症状。随着病情的发展，孕妇可能出现头痛、眼花、胸闷、恶心及呕吐。如果出现这些症状，就表示需要及时做相关检查和治疗。孕妇发生抽搐与昏迷是病情严重阶段的表现。如果妊娠高血压疾病持续时间较长，可能使胎儿生长发育受到限制、胎儿宫内缺氧。

【检查与治疗】

妊娠期高血压病情复杂、变化快，产前、产时和产后的病情监测十分重要，以了解病情的轻重和进展情况，及时合理干预，避免不良结局。根据病情不同，医生可能需要进行以下检查。

1. 基本检查

了解有无头痛、胸闷、眼花、上腹部疼痛等症状，检查血压、血常规和尿常规，计算体重指数，监测尿量、胎动和胎心。

2. 孕妇特殊检查

眼底检查、凝血指标、心肝肾功能、血脂和电解质等。

3. 胎儿特殊检查

包括胎儿发育情况、B超和胎心监护、监测胎儿状况和脐动脉血流。

治疗妊娠期高血压疾病的主要目的是控制病情、延长孕周、保证母儿安全。基本的治疗原则是休息、镇静、解痉；对有指征者，可进行降压和利尿，密切监测母儿情况，适时终止妊娠。根据病情的轻重缓急，进行个体化治疗。

孕妇应注意休息，保证充足睡眠，取左侧卧位。保证充足的蛋白质和热量。必要时给予降压治疗，目的是预防子痫、心脑血管意外和胎盘早剥等严重并发症。

目前用得最多的解痉药物是硫酸镁。硫酸镁具有血管扩张作用，使用时孕妇会有全身发热感。对于<34周的子痫前期患者，可用药物促胎肺成熟。

如果子痫前期患者经积极治疗后母儿状况无改善，或病情进展，则需要及时终止妊娠。如果产科方面没有剖宫产指征，可在严密监护下阴道试产。如果估计短时间内不能结束分娩，可放宽剖宫产指征。

子痫是妊娠期高血压疾病最严重的阶段，是导致母儿死亡的主要原因。处理原则是及时控制抽搐，纠正缺氧和酸中毒，控制血压，抽搐得到控制后尽早终止妊娠。

【预防方法】

预防方面，对于普通人群，可以进行子痫前期的预测，发现高危人群。对于高危人群，以下措施有一定效果。第一，适当锻炼。妊娠期应该适度锻炼，合理安排休息，以保持妊娠期身体健康。第二，合理饮食。妊娠期不推荐严格限制盐分的摄入，也不推荐肥胖孕妇限制热量的摄入。第三，补钙。每天摄入的钙量至少1克。第四，阿司匹林抗凝治疗。有子痫前期病史，反复发作或在孕34周之前发作的孕妇，从早孕结束时开始每天服用低剂量阿司匹林。第五，目前不推荐通过卧床休息或限制活动来预防或治疗子痫前期，不推荐服用维生素C和维生素E来预防子痫前期。

以上就是关于妊娠高血压疾病的简单介绍。正是：

> 兵临城下显嚣张，我有良将心不慌。
> 镇静休息与解痉，降压利尿把敌防。

其实，高血压只是孕妇在妊娠旅程中可能遭遇的彪悍敌人之一，其他影响普通人群的常见慢性病，比如糖尿病，也同样或者更严重地威胁着孕妇和胎儿。然而，人们对于糖尿病的警惕性远远低于高血压，甚至认为糖尿病是富贵人才得的病，是有身份、有地位的标志，这种说法显然不科学。如果怀孕遇上糖尿病，需要注意哪些问题呢？请看下回分解。

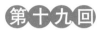

蜜罐酿酒：简单谈谈妊娠期糖尿病

　　糖尿病曾经被错误地认为是有糖吃的富人才得的病。妊娠女性合并糖尿病分两种情况，少数人原先就有糖尿病，然后怀孕了，这种情况不足10%；绝大多数是怀孕后才发生的糖尿病，称为"妊娠期糖尿病"，超过90%的糖尿病孕妇属于这种情况。如果不警惕，孕妇和胎儿都会惹上麻烦。

妊娠期会给孕妇和胎儿带来麻烦，除了妊娠期高血压疾病之外，还有一个重要"人物"是妊娠期糖尿病（GDM）。GDM 是指孕妇在怀孕前没有糖尿病，怀孕后的某个时期血糖出现了问题。如果孕妇怀孕之前就有糖尿病，则称为"妊娠合并糖尿病"。两者在专家法眼中的区别一言难尽，但通俗地说就是：前者本来是好人，怀孕之后变成坏人了，占90%；后者本来就是坏人，怀孕之后更坏了而已，占10%。

【发病原因】

对于母体而言，胎儿是不折不扣的"寄生虫"，其营养物质的唯一来源就是母体。而随着胎儿的生长，对营养物质的需求量也相应增加。通过胎盘从母体获取葡萄糖是胎儿能量的主要来源，因此孕妇的葡萄糖水平会随着妊娠的进展而有所降低。

胰岛素是控制人体血糖水平的主要物质。妊娠中晚期，孕妇体内拮抗胰岛素的物质增加，孕妇对胰岛素的敏感性下降。为了维持正常的血糖水平，孕妇的胰岛素需求量必须相应增加。正常情况下，人体胰腺中的特殊细胞（胰腺 B 细胞）可以满足这种需求。但是如果孕妇胰腺 B 细胞的功能异常，胰岛素分泌受限，不能代偿这一生理变化，血糖水平就会升高，从而出现妊娠期糖尿病。

【疾病影响】

但凡谈到妊娠期疾病，都跳不出妊娠对疾病的影响和疾病对妊娠的影响（孕妇和胎儿的）两个方面。首先谈谈妊娠对糖尿病的影响。妊娠可以使既往无糖尿病的孕妇发生妊娠期糖尿病，也可使原有糖尿病患者的病情加重。不同妊娠时期血糖的剧烈波动，使原先使用胰岛素的患者很受伤，用少了不行（高血糖），用多了危险（低血糖），需要医生精心调整。其次谈谈糖尿病对妊娠的影响。在妊娠早期，孕妇的高血糖可使胚胎发育异常甚至死亡，导致流产，所以糖尿病患者需要在医生指导下将血糖水平控制到正常后再怀孕。如果胚胎没有发生流产，则可能留下严重畸形。

1. 糖尿病对孕妇的影响

"屋漏偏逢连夜雨，船迟又遇打头风。"对于糖尿病孕妇而言，遭遇有些类似。糖尿病孕妇发生妊娠期高血压疾病的概率比非糖尿病孕妇高 2~4 倍，而且病情更难控制。感染也是糖尿病的主要并发症。如果孕妇的血糖没有得到良好控制，就容易发生各种感染，如霉菌性外阴阴道炎（外阴阴道假丝酵母菌病）、肾盂肾炎、产褥感染和乳腺炎。反过来，感染又会加重糖尿病的代谢紊乱，甚至诱发致死性并发症（如酮症酸中毒）。所以，妊娠期糖尿病绝不仅仅是血糖检查不合格那么简单。

糖尿病孕妇巨大胎儿发生率明显增高，高达 25%~42%。原因在于孕妇的血糖高，为了控制血糖，母体会努力分泌胰岛素。高胰岛素水平的血液经过胎盘流向胎儿后，胎儿也呈高胰岛素血症，促进蛋白、脂肪合成并抑制脂肪分解，导致过度发育。巨大胎儿会导致难产、手术产和产后出血的风险增高。

有的时候糖尿病孕妇会出现胎儿生长受限，发生率大约20%。因为妊娠早期高血糖有抑制胚胎发育的作用，导致胚胎发育落后于正常。而糖尿病合并的微血管病变者，胎盘的血供常不足，也会影响胎儿的发育。

糖尿病孕妇羊水过多的发生率较非糖尿病孕妇高10倍。羊水的主要来源之一是胎儿的小便，由于母体的血糖水平高，胎儿也会出现高血糖，导致多尿而致使羊水过多。

糖尿病孕妇容易发生糖尿病酮症酸中毒。由于妊娠期复杂的代谢变化，加之高血糖及胰岛素的相对或绝对不足，代谢紊乱进一步发展，使作为战备储存的粮食（即脂肪）分解加速，导致脂肪分解后的产物，血清酮体急剧升高，发展成为代谢性酸中毒。酮症酸中毒是一种很危险的情况，不仅是孕妇死亡的主要原因，如果发生在妊娠早期，还能导致胎儿畸形；发生在妊娠中晚期，则可能导致胎儿窘迫及胎死宫内。

2．糖尿病对新生儿的影响

糖尿病孕妇的高血糖的血液输送给胎儿后，会刺激胎儿胰岛素分泌增加，形成高胰岛素血症。高胰岛素血症可抑制肺泡 II 型细胞表面活性物质的产生，使胎儿肺成熟延迟，出生后发生新生儿呼吸窘迫综合征。人工合成的肺泡表面活性物质非常昂贵，一般家庭难以承受。

还有一点需要注意，糖尿病孕妇的新生儿脱离母体的高血糖环境后，高胰岛素血症还会维持一段时间，如果不及时补充糖，就容易发生低血糖，严重时可危及新生儿生命。在母乳喂养中，对于糖尿病新生儿应特别小心，过于教条而一味强调等待母乳，就可能害了人命。

【早期发现】

用流行词"细思恐极"来形容妊娠期糖尿病的后果颇为贴切。所以，需要早期发现苗头，及时就医和处理。如果孕妇出现典型的"三多症状"（多饮、多食、多尿），或外阴阴道反复发生霉菌感染（阴道假丝酵母菌感染），或孕妇体重超过 90 千克，有羊水过多或胎儿巨大者，都需要警惕合并糖尿病的可能。但是，大多数妊娠期糖尿病患者没有明显表现，需要通过筛查来诊断。

妊娠 24 ~ 28 周及以后，对以前没有糖尿病的孕妇和所有尚未诊断为糖尿病的孕妇，进行 75 克口服葡萄糖耐量试验（OGTT）。具体方法是：在实施 OGTT 的前 1 天晚餐后禁食至少 8 小时至次日晨。检查时，5 分钟内口服含有 75 克葡萄糖的液体约 300 毫升，服糖前、服糖后 1 小时、服糖后 2 小时取血测定血浆葡萄糖水平。

了解和注意妊娠期糖尿病的高危因素，可以更早和更准确地发现这一疾病。这些因素包括：孕妇年龄超过 35 岁；孕前超重或肥胖；以前检查发现过糖耐量异常；多囊卵巢综合征；糖尿病家族史；不良孕产史，如不明原因死胎、死产、流产、巨大胎儿分娩史、胎儿畸形和羊水过多史；本次妊娠胎儿明显大于孕周，羊水过多；反复外阴阴道假丝酵母菌感染。

【治疗方法】

治疗方面，需要采用各种方法使孕妇的血糖控制在一定范围，而同时孕妇没有明显饥饿感。可以尝试通过医学营养治疗来达到控制血糖的目的。理想的饮食控制目标是，既能保证和提供妊娠期间热量和营养需要，又能避免餐后高血糖或饥饿性酮症的出现，保证胎儿正常生长发育。多数妊娠期糖尿病孕妇合理控制饮食和适当运动治疗，都能将血糖控制在满意范围。

如果通过营养治疗和生活方式干预不能使糖尿病孕妇的血糖达标，则需要使用药物控制血糖水平，首选是胰岛素。不同妊娠时期孕妇对胰岛素的需求量不同，孕期胰岛素的应用一般从小剂量开始，根据病情、孕期进展和血糖水平加以调整。至于糖尿病的分级分期，哪些糖尿病患者可以怀孕、什么时候终止妊娠最好、分娩和产后处理等问题，需要医生根据具体情况做出决定，不可根据网上资料自作主张，以免酿成悲剧。需要提醒的是，妊娠期糖尿病本身并不是剖宫产的指征，多数孕妇都可以经过阴道自然分娩。只有当糖尿病伴有微血管疾病，或者怀疑巨大胎儿、胎盘功能不良、胎位异常者，才选择剖宫产。对于糖尿病孕妇，剖宫产有额外的风险，伤口愈合可能比较困难。

妊娠期糖尿病的事儿就说到这儿。正是：

> 蜜罐如何酿美酒，血糖胰岛乃对手。
>
> 妊娠遭遇糖尿病，母儿安全是关口。

接下来，我将浓墨重彩谈谈妊娠合并心脏病。之所以如此，是因为入行不久我抢救过一名妊娠合并心脏病的孕妇。后来她老公和我成为莫逆之交，但在那个风雨交加的夜晚，我曾经跳起来"骂"他。为何如此抓狂？请看下回分解。

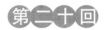

不可逞强：谈一谈妊娠合并心脏病

心脏是人体的发动机。怀孕之后，原本供应一个人的心脏现在要供应两个人，相当于车后加了节挂车。若作为发动机的心脏出现故障，妊娠旅程自然风险重重。妊娠合并心脏病是导致孕产妇死亡的第二位原因，是心脏病女性的大敌，不可逞强。

妊娠合并心脏病在我国孕产妇死因中高居第二位，位居非产科原因死亡首位，是心脏病女性面临的大敌。20 年前一个风雨交加的夜晚，我曾经在妇科急诊室跳起来"骂"过一名身高 1.80 米的北方男子。我为何如此愤怒和抓狂？您大概已经猜到，他太太正是妊娠合并心脏病！

他太太在怀孕 34 周时被一辆农用三轮车从北京的郊区拉来，几个农民用门板把她抬进了急诊室，浑身湿透，面色青紫，呼吸困难，无法回答我的问话，好在一听还有胎心。丈夫是个典型的北方汉子，但已经哆哆嗦嗦、语无伦次。两条人命的压力一股脑儿压到了我尽管坚强但并不宽阔的肩上。

那时我毕业不久，刚刚开始独立值急诊夜班。报告上级医生请求援助，跑步联系内科、超声科、心电图室，并推车运送孕妇去做各种检查。抢救成功、一切忙完之后，我回到急诊室瘫倒在座位上！正好她老公来问我病情，我怒从心头起、悲自口中来，跳起来仰着头大声质问这个"浑蛋"老公：为什么老婆都这样了，还让她怀孕，为什么这么晚才来……

原来他太太早就诊断有严重风湿性心脏病，二尖瓣狭窄伴关闭不全，医生早就说过不能怀孕。但两口子从小青梅竹马，感情甚好，女方觉得不为男方留个一瓜半枣就对不住人家。于是两人共同"作案"，结果怀孕了！又偷偷让胎儿发展，躲着不去看医生！好不容易扛到了34周，结果发生了心力衰竭！

后来我与北方大汉成了好朋友，每年春节他都要专程给我送些山货，在禽流感流行之后那个鸡头遍地、鸡价暴涨的年头，居然冒险乘公交车给我送了一只活鸡让我煲汤！几年后的夏天我去了他承包的鱼塘，与他和他的儿子一起在木屋中守池塘。在北京郊外的星光下，在阵阵蛙叫声中，就着他老婆做的侉炖鱼，喝了一宿著名的二锅头。前段时间我随北京电视台的记者拍摄微纪录片《致母亲》时去他家，仰望他那身高1.91米即将考大学的儿子，很是感慨。

说完北方大汉的故事后回到正题，一起聊聊妊娠合并心脏病。先来说说为什么妊娠后孕妇的心脏负担会加重。随着妊娠的发展，胎盘循环建立，为了维持胎儿的生长，母体的代谢会增高，孕妇的总血容量较非妊娠期大为增加，孕32～34周达到高峰，较妊娠前增加30%～45%，产后2～6周逐渐恢复正常。

孕妇的血容量增加后会引起心排出量的相应增加和心率加快。孕妇的心排出量受体位的影响很大，一些孕妇可因体位改变使心排出量减少，出现不舒服的症状，如仰卧位低血压综合征。正常的孕妇心脏能够代偿这些变化，但有心脏病的孕妇（如二尖瓣狭窄及肥厚性心肌病）可能无法代偿，出现明显症状，甚至发生心力衰竭！最常出问题的时期是孕34周左右，正如本文开头提到的那位孕妇。

分娩的英文为"labor"，直译过来就是"劳动"，所以不难理解分娩期是孕妇心脏负担最重的时期。子宫收缩使孕妇的动脉压与子宫内压之间的压力差减小，每次宫缩有250毫升～500毫升血液被挤入体循环，使全身血容量增加，心排血量增加1/4。第二产程中（指从孕妇的子宫颈口开全到胎儿经过子宫颈从母体出来的一段时间），由于孕妇屏气使劲，有先天性心脏病的孕妇肺循环的压力增加；胎儿胎盘娩出后，子宫突然缩小，胎盘循环停止，回心血量增加，同时腹腔内压骤减，大量血液向内脏灌注。产妇血流动力学的这些急剧变化，使心脏病产妇容易发生心力衰竭。产后3天内，由于人体的适应性恢复调整，心脏的负担也会加重。

在20世纪70年代之前，妊娠合并心脏病以风湿性心脏病最多见。随着广谱抗生素的应用，风湿性心脏病的发生率显著下降。同时心血管外科发展，又使很多先天性心脏病能够早期根治或部分纠正，越来越多的先天性心脏病女性有了妊娠和分娩的机会。因此，目前妊娠合并心脏病患者中，先天性心脏病占1/3～1/2，位居第一，之后依次为风湿性心脏病、妊娠期高血压疾病性心脏病、围产期心肌病、贫血性心脏病及心肌炎等。

妊娠合并心脏病到底有哪些危险？不宜妊娠的心脏病女性一旦妊娠，或妊娠后心功能恶化者，流产、早产、死胎、胎儿生长受限、胎儿窘迫及新生儿窒息发生率均明显增高，围产儿死亡率是正常妊娠的2～3倍。如果心脏病孕妇的心功能良好，胎儿相对安全。

出现哪些情况就需要警惕妊娠合并心脏病呢？如果妊娠前有心悸、气短、心力衰竭史，或有风湿热病史，曾被确诊有器质性心脏病，则需要警惕。如果孕妇怀孕前一切正常，但怀孕后在劳动或运动后出现呼吸困难，经常在夜间端坐呼吸、咯血，经常出现胸闷、胸痛等症状，则需要考虑心脏是否有问题。检查可能有颜面发绀、杵状指、持续性颈静脉怒张、心脏听诊有杂音；心电图有严重心律失常或超声心动图检查提示心肌肥厚、瓣膜运动异常、心内结构畸形等。

如何判断妊娠期心脏病的严重程度？一般采用纽约心脏病协会（NYHA）的标准，依据患者生活能力状况将心功能分为4级。I级：一般体力活动不受限制；II级：一般体力活动轻度受限制，活动后心悸，轻度气短，休息时无症状；Ⅲ级：一般体力活动明显受限制，休息时无不适，轻微日常工作即感到不适、心悸、呼吸困难，或既往有心脏衰竭史者；Ⅳ级：一般体力活动严重受限制，不能进行任何体力活动，休息时有心悸、呼吸困难等心力衰竭表现。

哪些心脏病女性能够怀孕、哪些不能怀孕? 医生会根据心脏病的种类、病变程度、是否需要手术矫治、心功能级别及医疗条件等，综合判断患者是否可以怀孕。①可以妊娠：心脏病变较轻，心功能Ⅰ～Ⅱ级，无心力衰竭史，无其他并发症者，可以妊娠。②不宜妊娠：心脏病变较重、心功能Ⅲ～Ⅳ级、有心力衰竭史，有肺动脉高压、右向左分流型先天性心脏病、严重心律失常、风湿热活动期、心脏病并发细菌性心内膜炎、急性心肌炎等，妊娠期极易发生心力衰竭，不宜妊娠。

对于不适合怀孕的心脏病女性，应加强避孕指导，或者建议绝育。如果这些女性意外怀孕，或怀孕后才诊断有不宜怀孕的心脏病，最好在妊娠12周之内人工流产。如果妊娠超过12周，终止妊娠的危险不亚于继续妊娠和分娩的危险，故可以密切监护，防治心力衰竭，尽量使其安全度过妊娠与分娩期。

对于决定继续妊娠的孕妇，需要注意哪些问题? 定期产前检查可以及早发现心力衰竭征象。在妊娠20周前，应每2周进行1次产前检查；在妊娠20周后，尤其是32周后，发生心力衰竭的可能性增加，产前检查应每周1次。发现心力衰竭征象应住院观察，即使孕期顺利，也应在36～38周住院待产。

为了防止心力衰竭，孕妇应充分休息，每日保证10小时睡眠，避免过劳及情绪激动；饮食上要避免营养过剩，以免体重过度增长，适当限制食盐量；预防和治疗引起心力衰竭的诱因，包括治疗上呼吸道感染，纠正贫血，治疗心律失常；定期行超声心动图检查，动态观察心脏功能。

孕妇心力衰竭的治疗原则与未妊娠女性类似，是医生做决定的事情，照例不过多叙述。至于分娩方式，如果按照前述标准心功能Ⅰ～Ⅱ级、胎儿不大、胎位正常、宫颈条件良好，可在严密监护下经阴道分娩；如果有产科指征或心功能 III～IV 级，则行剖宫产。对心脏病产妇可放宽剖宫产指征，避免长时间宫缩引起血流动力学改变，减轻产妇的心脏负担。

产后 3 天之内，尤其产后 24 小时也是发生心力衰竭的危险时期。产后出血、感染和血栓栓塞是妊娠合并心脏病的严重并发症，易诱发心力衰竭。如果产妇的心功能较差，为了保证产妇休息和保存体力，不必强求母乳喂养。

以上就是关于妊娠合并心脏病的简单介绍。正是：

> 劲敌当前休逞强，审时度势再出场。
>
> 妊娠需要好动力，一心二用易受伤。

可以说，高血压、糖尿病、心脏病是孕妇在妊娠征途中最常遭遇的"正规部队"。然而除了遭遇正面战场的敌人之外，孕妇还有可能被一些"山寨草莽"骚扰。请看下回分解。

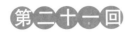

草莽流寇：妊娠合并的感染性疾病

我国人群中携带乙型肝炎病毒的比例约为 8%，绝对数超过 1 亿。乙型肝炎合并妊娠是一个重要的健康问题，重症肝炎甚至可以引起孕妇死亡。与乙型肝炎这位颇有分量的草莽相比，淋病、梅毒、尖锐湿疣等性传播疾病就算流寇，但也会给母儿造成麻烦，不可小觑。

【妊娠合并乙型肝炎】

我国约有 8% 的人群为慢性乙型肝炎病毒（HBV）携带者，绝对数超过 1 亿。HBV 主要通过血液传播，但母婴传播也是重要途径，约半数的慢性 HBV 感染是经母婴传播。虽然妊娠本身不增加女性对 HBV 的易感性，但妊娠期的生理变化会使肝炎病情波动，甚至发展成为重症肝炎。

乙型肝炎会对母儿产生不良影响。妊娠早期合并急性肝炎能诱发流产，妊娠晚期合并肝炎容易出现胎儿窘迫、早产、死胎；孕妇遭遇妊娠期高血压疾病和产后出血的概率增加，后者是因肝功能损害使凝血因子产生减少而引起凝血功能障碍。

如何警惕和发现乙型肝炎？多数乙型肝炎患者症状不明显，有的仅表现为身体不适、全身酸痛、畏寒、发热等流感样症状；或出现乏力、食欲差、尿色深黄、恶心、呕吐、腹部不适、右上腹疼痛、腹胀、腹泻等消化系统症状。如果有与病毒性肝炎患者密切接触史，或半年内曾接受输血、注射血制品史等，则更应警惕。

诊断乙型肝炎或了解 HBV 携带状态的重要方法之一是检测血清中 HBV 标志物，即常说的"乙肝两对半"：①乙型肝炎表面抗原（HBsAg），阳性是 HBV 感染的特异性标志。②乙型肝炎表面抗体（HBsAb），为保护性抗体，表示机体有免疫力，不易感染 HBV。③乙型肝炎 E 抗原（HBeAg），在 HBV 感染肝细胞进行病毒复制时产生，通常被视为存在大量病毒的标志，滴度高低反映传染性的强弱。④乙型肝炎 E 抗体（HBeAb），阳性表示血清中病毒颗粒减少或消失，传染性减弱。⑤乙型肝炎核心抗体（HBcAb），分为 IgM 和 IgG 型。IgM 型阳性见于急性乙型病毒肝炎及慢性肝炎急性活动期，IgG 型阳性见于乙型病毒肝炎恢复期和慢性 HBV 感染。

我们常常听到"大三阳"和"小三阳"，这两者有什么区别呢？所谓"大三阳"，是指表面抗原、E 抗原和核心抗体都是阳性，而"小三阳"则是指表面抗原、E 抗体和核心抗体都是阳性。两者的共同点是表面抗原和核心抗体都是阳性，不同之处在于"大三阳"是 E 抗原阳性，"小三阳"是 E 抗体阳性。一般认为，"大三阳"传染性相对较强，演变成慢性乙型肝炎的可能性较大；而"小三阳"多是由"大三阳"转变而来，表明机体对病毒产生了一定的免疫能力，传染性也较小。但是，真正决定患者病情轻重的是乙肝病毒 DNA 含量、肝功能和临床症状。通过检测 HBV 的 DNA 含量，可以大致判断病毒的数量；通过肝功能检查可以了解肝细胞受损程度。仅 1% 的肝细胞发生坏死，血清谷草转氨酶水平就可升高 1 倍！B 型超声检查也可能会有异常发现。

鉴于 HBV 在我国人群中的高携带状态，建议所有育龄女性检测"乙肝两对半"。如果检查提示没有保护性抗体，建议行 HBV 疫苗接种；对于已经确定 HBV 感染的女性，妊娠前需要进行肝功能、血清 HBV 的 DNA

含量检测及肝脏 B 超，以确定是否可以怀孕，或先行抗病毒治疗。

乙型肝炎患者最佳的受孕时机是无临床症状、肝功能正常、血清 HBV 的 DNA 低水平、肝脏 B 超没有发现特殊的形态改变，用干扰素进行抗病毒治疗停药半年后。乙型肝炎患者怀孕后，医生会根据病情程度分别处理，以防止重症肝炎的出现。

乙型肝炎或 HBV 携带孕妇最纠结的问题是病毒会不会传染给孩子？HBV 的母婴传播有 3 条途径：宫内传播、产时传播和产后传播，其中产时传播是主要途径。分娩时新生儿经过产道，接触含有 HBV 的母血、阴道分泌物、羊水等，或子宫收缩使胎盘绒毛血管破裂，母血渗漏入胎儿循环，都可导致新生儿感染。但并不是说不可以阴道分娩。母亲的唾液和乳汁也可能与产后 HBV 的母婴传播有关。

如何防止母婴之间的病毒传染呢？对于乙型肝炎表面抗原（HBsAg）阳性的母亲，在妊娠晚期注射乙型肝炎免疫球蛋白（HBIG）能一定程度预防宫内感染。目前更为肯定的是，出生后 24 小时内（最好在 12 小时内）注射 HBIG，同时在另外一个部位接种第一针乙型肝炎疫苗，1 个月和 6 个月时分别再次接种第二针和第三针乙型肝炎疫苗。

如果女性本身已经接种过乙肝疫苗，并且多次检查都有保护性抗体，但其伴侣有乙型肝炎或者乙型肝炎表面抗原阳性，能否怀孕呢？现有的资料认为可以怀孕，因为肝炎病毒对精子的影响很小，而女性由于有保护性抗体，不太容易引起宫内感染。

【妊娠合并性传播疾病】

妊娠是性活动的产品之一，所以妊娠合并性传播疾病不足为怪，主要包括淋病、梅毒、巨细胞病毒、生殖器疱疹、衣原体感染、获得性免疫缺陷综合征等。

1. 妊娠合并淋病

淋病是由淋病奈瑟菌引起的泌尿生殖系统的化脓性感染。淋病奈瑟菌也可感染眼、咽、直肠及全身，传染性强，能导致多种并发症和后遗症。

大多数合并淋病的孕妇没有明显症状。常见的发病部位是子宫颈，尿道、尿道旁腺及前庭大腺也可感染。淋菌性宫颈炎如不及时治疗，可传播给性伴侣，分娩时可传给新生儿。在妊娠 12 周之前，子宫腔尚未被胎囊充满，淋菌可上行至输卵管导致急性感染。

妊娠期淋病全身播散的情况较非妊娠期多见，占所有淋菌性败血症的 40% ～ 50%。淋菌进入血循环后会出现发热、寒战、倦怠，半数患者在指端远侧起脓疮。患者可有游走性关节痛，逐渐发展成关节炎或滑膜炎，严重者还可并发急性淋菌性心内膜炎。

妊娠早期的淋菌性宫颈炎可致感染性流产和人工流产后感染；妊娠晚期淋菌感染容易引起早产、胎膜早破、羊膜绒毛膜炎与产后感染；分娩过程中，胎儿经过感染孕妇的宫颈时，可发生淋菌性眼结膜炎或败血症。

对于高危孕妇，医生会在早孕初诊、人工流产前和晚孕期做宫颈淋菌的涂片与培养，及早发现和及时治疗。医生会取孕妇尿道口、宫颈管等处分泌物检查淋病双球菌，作出初步诊断，而确诊则需要靠分泌物病原体培养。

淋球菌对多种抗生素都比较敏感，故以前电线杆上多见"一针见效"的广告，实际上有时一针并不够，最好到正规医院治疗。

2. 妊娠合并梅毒

梅毒是由梅毒螺旋体引起的性传播疾病，可侵犯多个器官和系统。一期、二期梅毒孕妇的传染性最强，病原体能在胎儿内脏（主要在肝、肺、脾、肾上腺等）和组织中大量繁殖，引起流产、早产、死胎、死产。如果未及时治疗，一期、二期梅毒孕妇几乎 100% 传给胎儿。

1/3 的先天梅毒儿会胎死宫内；若胎儿幸存，娩出的先天梅毒儿（胎传梅毒儿）的病情较重，表现有皮肤大疱、皮疹、鼻炎或鼻塞、肝脾肿大、淋巴结肿大等。晚期先天梅毒多出现在 2 岁以后，表现为楔齿状、鞍鼻、间质性角膜炎、骨膜炎、神经性耳聋等，病死率和致残率均很高。

梅毒螺旋体抗原血清试验是梅毒的筛查方法，确诊需要病原学检查。早期明确诊断、及时治疗、用药足量是成功治疗的关键。治疗期间避免性生活，性伴侣也要接受检查和治疗。

3. 妊娠合并获得性免疫缺陷综合征

获得性免疫缺陷综合征又称"艾滋病"，是由人类免疫缺陷病毒（HIV）感染引起的性传播疾病。HIV 感染引起人体的 T 淋巴细胞损害，导致免疫功能缺陷，发生多器官机会性感染及恶性肿瘤。

HIV 可通过胎盘血液循环造成宫内感染，分娩过程中接触产道分泌物、血液及母乳喂养也可感染新生儿。由于孕妇免疫功能降低，感染 HIV 病毒后病情发展迅速，症状较重。HIV 病毒可通过胎盘血液循环造成宫内感染，分娩过程中接触的产道分泌物、血液及母乳喂养也可感染新生儿。

HIV 感染的确诊依靠实验室检查。HIV 抗体阳性，CD4 淋巴细胞总数正常，CD4/CD8 值 >1，血清 p24 抗原阴性应诊断为无症状 HIV 感染。

由于免疫功能受到破坏，患者会感染一些正常人不感染或不容易感染的病原体，称为"机会性感染"。反过来，如果出现这些特殊感染，就需要警惕 HIV 感染。

目前对 HIV 感染缺乏特异性的治疗手段，也不能完全防止胎儿免受 HIV 感染，所以对于感染 HIV 的女性，需要宣教"不供血，慎重妊娠，固定性伴侣，避孕套避孕"的原则；艾滋病患者和 HIV 抗体阳性者应了解 HIV 可能引起妊娠结局不良及通过母婴传播感染儿童的信息，还应该知道通过服用抗病毒药物、安全助产、人工喂养等干预措施来预防母婴传播，从而慎重决定是终止妊娠还是继续妊娠，还要到专业机构接受保健和分娩指导。

除了前面的这几种感染外，孕妇还可能感染巨细胞病毒、单纯疱疹病毒、风疹病毒、支原体和衣原体等。这一类病原体统称为"TORCH"，其感染对象通常是一些与猫、狗等宠物密切接触的女性，对孕妇本身危害不大，但在特定的时期感染后能引起宫内感染，导致流产或胎儿畸形，很多医院能进行 TORCH 检查。建议怀孕前检查了解 TORCH 感染状态，怀孕后仅在有症状或接触史的孕妇中检查。

以上就是妊娠合并感染性疾病的简单介绍。正是：

草莽流寇也惹事，乙肝性病又艾滋。

权衡利弊再上马，免得半途受人欺。

除了来自外界的感染因素对妊娠有影响外，人体本身的状况对妊娠的影响更不言而喻。血液系统是为母体和胎儿运送营养的系统，如果这一系统有问题，对妊娠的影响也是巨大的。只有早期发现血液系统的问题并及时进行治疗，才能保证妊娠过程的流畅。请看下回分解。

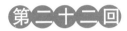

将帅难当：妊娠合并血液系统疾病

血液含有3种有形成分：红细胞、白细胞和血小板，分别具有运输氧气、防止感染和止血功能。妊娠期红细胞减少（贫血）和血小板减少（特发性血小板减少性紫癜），都会给孕妇和胎儿带来危险，严重者危及母儿生命。部队若缺衣少食，士气很难高涨。

【妊娠合并贫血】

贫血是妊娠期比较常见的血液系统合并症。妊娠期间孕妇的血容量增加，而血浆的增加多于红细胞的增加，就好像血液被兑了水，呈稀释状态，称"生理性贫血"。轻度的贫血对孕妇和胎儿影响不大，但如果贫血程度严重，则会对母儿造成危害。根据发病原因不同，分为缺铁性贫血、巨幼红细胞贫血、再生障碍性贫血等。

缺铁性贫血主要是因为妊娠期间铁的需要量增加，导致孕妇缺铁；巨幼红细胞贫血多数是因叶酸缺乏，少数是因维生素 B_{12} 缺乏；再生障碍性贫血是因骨髓造血干细胞数量减少和质量缺陷而导致造血障碍；而地中海贫血则是一种遗传性疾病，因携带致病基因引起。贫血孕妇的抵抗力下降，妊娠期间和分娩期间的风险明显增加，有时可导致严重的并发症，甚至死亡。孕妇贫血时，经胎盘的氧气和营养物质无法满足胎儿生长所需，容易造成胎儿生长受限、胎儿窘迫、早产或死胎。

轻度贫血患者无明显症状，或只有皮肤、口唇黏膜和睑结膜稍苍白；重者可出现乏力、头晕、心悸、气短、食欲缺乏、腹胀、腹泻、皮肤黏膜苍白等。妊娠期贫血的诊断标准与非孕女性稍有不同。根据世界卫生组织（WHO）标准，孕妇外周血血红蛋白 < 110g/L 为妊娠期贫血。妊娠期贫血的程度分为 3 度，轻度为血红蛋白 90g/L ～ 109g/L，中度为血红蛋白 70g/L ～ 89g/L，重度为血红蛋白 < 70g/L。

如果孕妇的血清铁 < 6.5umol/L 也可诊断为缺铁性贫血；血清叶酸 < 6.8nmol/L、红细胞叶酸 < 227nmol/L，提示叶酸缺乏；血清维生素 B_{12} < 90pg/L，提示维生素 B_{12} 缺乏；再生障碍性贫血需要通过骨髓穿刺行骨髓象检查可诊断；地中海贫血通过基因检测确诊。

加强营养、改变不良饮食习惯可以预防缺铁性贫血和巨幼红细胞性贫血的发生；定期产检可以及时发现贫血并给予治疗，减少并发症。不同类型的贫血治疗原则不同。对于缺铁性贫血，可补充铁剂，一般口服给药，严重者肌肉注射。常用药物是硫酸亚铁或多糖铁复合物，同时口服维生素可促进铁的吸收。对于巨幼红细胞性贫血，应加强营养，多吃新鲜蔬菜、水果、瓜豆类、肉类、动物肝及肾等食物，还需要补充叶酸。

对于再生障碍性贫血，需要产科医师及血液科医生共同管理，主要以支持疗法为主。在病情未缓解之前患者应严格避孕；若已妊娠，在妊娠早期应在做好输血准备的同时行人工流产。对于中晚孕期的孕妇，终止妊娠不仅让孕妇从感情上难以接受，而且终止妊娠的操作也有较大危险，故可加强支持治疗，在严密监护下妊娠，直至足月分娩。支持疗法主要包括注意休息，加强营养，间断吸氧，少量、间断、多次输新鲜血；有明显出血倾向者可给予肾上腺皮质激素。

无论哪种类型贫血，如果孕妇血红蛋白 <60g/L、接近预产期或短期内需要进行剖宫产，应少量多次输入红细胞或全血；分娩过程中尽量避免发

生产伤，警惕产后出血。出血多时及时输血，并用抗生素预防感染。

【妊娠合并特发性血小板减少性紫癜】

特发性血小板减少性紫癜（ITP）是因免疫机制使血小板破坏增多引起的临床综合征，又称"免疫性血小板减少性紫癜"，是最常见的一种血小板减少性紫癜。其特点为血小板寿命缩短，血小板更新加快，引起凝血和止血功能障碍。

ITP 分为急性型和慢性型两种。急性型多见于儿童，占 ITP 的 90%，多发生于病毒感染或上呼吸道感染的恢复期。起病前 1～3 周 80% 以上的病例有呼吸道感染或其他病毒感染史，秋冬季发病最多。起病急，可有发热、畏寒，突然发生广泛而严重的皮肤黏膜紫癜，甚至大片瘀斑或血肿。皮肤瘀点多为全身性，下肢明显，分布均匀。黏膜出血多见于鼻、齿龈，口腔可有血泡。胃肠道及泌尿道出血并不多见，颅内出血少见，但有生命危险。脾脏通常不肿大。检查可发现血小板显著减少，病程多为自限性，80% 以上的患者可自行缓解。平均病程 4～6 周，少数可迁延半年或数年以上转为慢性。

慢性型好发于青年女性，可能与雌激素有关。患者通常无明显的感染史，妊娠合并 ITP 多为慢性型。起病缓慢，症状较轻。出血常反复发作，每次出血可持续数天至数月。出血程度与血小板计数有关，血小板计数 > 50×10^9/L 者常常由于损伤后出血才发现疾病；如果血小板数为 $(10 \sim 50) \times 10^9$/L，可有不同程度的自发性出血；血小板数 < 10×10^9/L 者，常有严重出血。皮肤的出血常表现为紫癜，以下肢远端多见，鼻、齿龈及口腔黏膜也可出血。有时女性患者的唯一症状是月经过多。

患了 ITP 之后，医生会给予哪些治疗呢？由于 80% 以上的急性 ITP 患者可自行恢复，一些医生认为出血轻微者严密观察即可。慢性型 ITP 患者常呈间歇性反复发作，而感染反过来会加重血小板的破坏，使出血危险增加，故慢性型 ITP 患者除了后述有针对性的治疗外，还应预防感染。对慢性型 ITP 的治疗包括：①支持疗法：防止受伤及颅内出血。可用普通止血药，出血严重时输入新鲜血或血小板。②糖皮质激素是治疗 ITP 的主要药物。③脾切除：如果慢性 ITP 经激素治疗 6 个月以上无效，可做脾切除。但脾切除可增加流产、早产、胎儿死亡的发生率，故除非病情严重且其他治疗方法无效，尽量避免手术。④免疫球蛋白：妊娠期静滴大剂量免疫球蛋白可提高母体血小板和胎儿的血小板数目，预防胎儿颅内出血，缺点是费用昂贵。

以上就是妊娠合并血液系统疾病的简单介绍。正是：

血贫最是母儿伤，血壮才得阿囡强。

紫癜乃因小板少，不足方可乐安康。

的确，一支部队本来素质良好，若补给出现问题，缺衣短食，战斗力也必然大打折扣。但也有一种部队，其兵源素质堪忧，即使补给正常，战斗力也不强。对于孕妇来说，这两种类似的情况都有可能遇到，或者营养不佳，或者胎儿异常，结果导致胎儿在子宫内的生长发育滞后。请看下回分解。

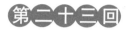

第二十三回

小巧玲珑：简单聊聊胎儿生长受限

人们常说"浓缩的都是精华"，其实也不尽然，比如一种名为"胎儿生长受限"的疾病，就会给胎儿和新生儿带来麻烦，胎儿不仅在身长和体重上落后，还会伴随很多发育和智力问题。早期发现和及时处理胎儿生长受限，让胎儿出生后和其他新生儿处在同一起跑线上！

"浓缩的都是精华"是一句曾在小品中屡次出现的台词。在《猫和老鼠》中，小老鼠杰瑞是聪明伶俐的化身，法语中的"小"表示可爱，英语中的"smart"是小精灵。但是，并非所有小巧玲珑都是可爱的，胎儿生长受限（GR）就是这样一种情况。

胎儿生长受限，以前称"宫内生长受限"（IUGR），是指胎儿的大小存在异常，在宫内未达到其遗传的生长潜能，胎儿出生体重低于相同孕龄平均体重的两个标准差，或低于同孕龄正常体重的第 10 百分位数。目前我国每 100 个胎儿中有 6 个胎儿生长受限，后者的死亡率是正常发育儿的 6 ~ 10 倍，是引起围产儿死亡的第二大原因。

哪些原因会引起胎儿生长受限呢？主要包括母亲营养供应、胎盘转运问题和胎儿的遗传潜能等。

孕妇因素：如果孕妇偏食或早孕期发生妊娠剧吐，或者蛋白质、维生素及微量元素摄入不足，可以导致胎儿生长受限；一些妊娠并发症和合并症可使胎盘的血流减少、灌注下降，造成胎儿摄取营养不足；孕妇的年龄、地区、体重、身高、经济状况、子宫发育畸形等因素也影响胎儿生长；吸烟、吸毒、酗酒等不良生活方式，宫内感染，母体接触放射线或有毒物质等都可影响胎儿的生长发育。

胎儿因素：某些调节胎儿生长的物质（生长激素、胰岛素样生长因子和瘦素等）在脐带血中的浓度不足，会影响胎儿的内分泌和代谢；胎儿基因或染色体异常、先天发育异常时，也常伴有胎儿生长受限。

胎盘和脐带因素：胎盘病变导致子宫胎盘血流量减少，胎儿血供不足；脐带过长、过细（尤其近脐带根部过细），脐带扭转、打结等均可影响血流的通过，都会导致胎儿生长迟缓。

是不是所有生长受限的胎儿的样子都与外星人差不多呢？当然不是！胎儿发育分为 3 个阶段。第一阶段（妊娠 17 周之前）：主要是细胞数目的增加（增殖），所有器官的细胞数目均增加；第二阶段（妊娠 17 ～ 32 周）：细胞继续增殖，同时体积增大；第三阶段（妊娠 32 周之后）：细胞增生肥大为其主要特征，表现为糖原和脂肪沉积。根据发生时期、胎儿体形及发病原因将胎儿生长受限分为以下 3 类。

1. 内因性匀称型胎儿生长受限

受孕或胚胎早期有害因素即产生作用，使胎儿在体重、头围和身长三方面受到抑制。头围和腹围均小，故称"匀称型胎儿生长受限"。其原因多为遗传异常或外界有害因素如病毒感染、中毒、放射性物质影响，半数胎儿有严重先天性畸形。新生儿的体重、头围、身长与孕周不符，但外表无营养不良状态；器官分化和成熟度与孕周相称，但各器官的细胞数均减少；脑重量低，神经功能不全和发育障碍。

2. 外因性不匀称型胎儿生长受限

孕早期胚胎发育正常，晚期才受到有害因素影响，故胎儿内部器官发育正常，头围、身高不受影响，但体重较轻，显得胎头较大，称为"不匀称型胎儿生长受限"，与影视作品中头大身子小的外星人有些相像。各器官细胞数正常，但体积缩小。基本原因为胎盘功能不足，常见病因为妊娠期高血压疾病、慢性高血压、慢性肾炎、糖尿病、双胎、过期妊娠、过量吸烟饮酒等。

3. 外因性匀称型胎儿生长受限

此为以上两种类型的混合型。由于重要生长因素如叶酸、氨基酸或其他营养物质缺乏引起，致病因素虽是外因，但在整个妊娠期却都发生影响，所以后果类似内因性胎儿生长受限。细胞的数目和体积均减少，有些患儿脑细胞数目也减少，影响智力发育。

如何诊断胎儿生长受限呢？孕期准确诊断胎儿生长受限并不容易，往往要等到分娩后才能确诊。密切关注胎儿的发育情况是提高胎儿生长受限诊断率及准确率的关键，所有孕妇都应在妊娠早期明确实际的孕周，并通过孕妇体重和子宫底高度的变化，初步筛查出是否存在胎儿生长受限，进一步经超声检查确诊，有高危因素的孕妇要从孕早期开始就定期进行超声检查。

测量子宫底高度、腹围、体重，推测胎儿大小。①宫高、腹围：子宫底高度和腹围连续 3 周测量都在第 10 百分位数以下是筛选胎儿生长受限的常用指标，预测准确率达 85% 以上。②胎儿发育指数：胎儿发育指数＝子宫高度（厘米）－3×（月份＋1），指数在－3 和＋3 之间为正常，低于－3 提示可能有胎儿生长受限。③孕妇体重：孕晚期的孕妇每周体重应增加 0.5 千克。如果体重增长停滞或增长缓慢时，就需要怀疑有胎儿生长受限。

B 型超声检查。B 超测定胎儿身体不同部位的数值，包括胎儿头臀长、胎头双顶径、头围、胸围、腹围、股骨长等参数值作为生长指标，评估胎龄及胎儿生长情况。利用头围与腹围的比值可发现 85% 的胎儿生长受限。正常发育胎儿的头围与腹围比值在孕 32 周之前大于 1，孕 32～36 周以后则小于 1。匀称型胎儿生长受限时，该比值可正常，不匀称型胎儿生长受限比值随孕周增加而上升。对于明显小于孕周的匀称型胎儿生长受限，建议进行产前诊断。

如何治疗胎儿生长受限呢？最重要的是明确病因，排除胎儿畸形，然后采取以下治疗：①左侧卧位休息，可使肾血流量和肾功能恢复正常，改善子宫胎盘的血流，促进胎儿生长发育。②消除引致胎儿生长受限的孕妇因素，如戒烟戒酒、改变不良饮食习惯。③营养治疗，包括高蛋白、高能量饮食的营养配餐和静脉内营养。④治疗后通过胎心监护和超声检查监测胎儿体重增长及宫内情况。如果评估发现宫内环境很差，需要及时终止妊娠，让胎儿提前来到世界上。正是：

小巧玲珑未必好，胎儿生长别受限。

匀称与否因不同，休息营养果能变。

的确，宫内生长受限的"小精灵"并非好事。那么，胎儿的体重是越大越好吗？当然不是！请看下回分解。

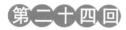

中干外强：关于巨大胎儿的那些事

巨大胎儿，以前习惯称"巨大儿"，是指出生体重超过4千克（8斤）的新生儿。导致巨大胎儿的主要原因之一是妊娠糖尿病。由于体量过于庞大，胎儿通过孕妇产道时会很困难，导致难产和手术产率增加。而且"虚胖"的胎儿身上还潜伏着其他危险。

人们听到朋友生小孩后第一反应就是问"男孩、女孩"，然后就是问"多重"。如果是男孩，又体重不轻，就会感叹："大胖小子！"尽管成年人的胖已经不再被认为是富有和幸福的象征，但出生时的胖很多时候仍被认为是好事，似乎意味着小孩一出生就赢在了起跑线上！一定范围内出生体重高是好事，但如果超过限度，就成为一种危险的医学问题——巨大胎儿，鲁迅先生笔下的"九斤老太"应该属于其中一员。

具体而言，胎儿出生体重达到或超过4千克时，称为"巨大胎儿"，习惯上称为"巨大儿"。无论是通过目测方法还是"高精尖"的检查估计胎儿体重，其实都是猜，一锤定音的还是出生之后的称重。产科工作中，猜胎儿性别是不靠谱也不被鼓励的，但目测胎儿体重尽管也不太靠谱，却是医生乐此不疲的事。有的孕妇"华而不实"，肚子隆得老高，跟怀了双胞胎似的，大家都往高了猜，结果却让人大跌眼镜；而有的孕妇"深藏不露"，肚子不显山不露水，却通过阴道分娩出了一个令接生大夫后怕的"庞然大物"！

为什么接生者对接生了巨大胎儿会后怕呢？因为巨大胎儿很有可能发生肩难产！对于正常胎儿，头部是身体最大的部分，一旦头部通过了产道，胎儿身体的其他部分通过产道势如破竹。但巨大胎儿则不然，因其躯体庞大，头部娩出来之后，身体其他部分不能顺利娩出，尤其是宽阔的肩部和胸部。

肩难产是一种十分危急的医学情况。设想一下，胎儿的头都从阴道生出来了，而身子还卡在里面！这种情况可使胎儿的生命线——脐带受压迫而缺血，新生儿可能发生窒息，严重者甚至死亡！所以，尽可能缩短胎头与胎肩娩出的时间间隔，是新生儿能否存活和是否留下严重后遗症的关键。接生者会让产妇采取一些特殊体位，并采用特殊手法尽快娩出胎肩，无奈之下甚至可能采取切开产妇耻骨联合、剪断胎儿锁骨等操作。

在分娩巨大胎儿的过程中，手术助产可引起新生儿颅内出血、锁骨骨折、臂丛神经损伤等。对产妇而言，巨大胎儿分娩也有很多危险。肩难产可引起严重的阴道损伤和会阴裂伤，甚至子宫破裂；巨大胎儿可使子宫过度扩张，引起子宫收缩乏力、产程延长，导致产后出血。如果胎儿在阴道内长时间压迫产道，可引起尿瘘或粪瘘。这些并发症，对产妇和孩子是灾难，对接生者是噩梦，当然后怕。

如何诊断巨大胎儿？目前没有准确、可靠的方法预测胎儿大小，需要注意巨大胎儿的高危因素，并通过一些征象来判断。如果孕妇体重增加迅速，妊娠晚期出现呼吸困难、腹部沉重及两肋部胀痛等症状，检查发现腹部明显膨隆，妊娠图显示子宫的高度（宫高）在第 90 百分位以上，宫高 ≥ 40 厘米或宫高加上腹围 ≥ 140 厘米，需要警惕巨大儿可能。通过 B 超检测胎儿的头围和腹围评估胎儿稍微准确一些。如果胎儿的胸肩径明显大于双顶径，肩难产的可能性明显增加。

那么，存在哪些高危因素的时候需要警惕巨大胎儿呢？①孕妇体重：

孕前体重 65 千克以上。②产次和年龄：统计发现胎儿体重随孕妇胎次和孕妇的年龄而增加。③孕妇营养：妊娠期营养过剩孕妇体重增加过多时容易造成巨大胎儿。④妊娠合并糖尿病：尤其是血糖控制不住的 II 型糖尿病。⑤过期妊娠：如果胎盘功能良好，过了预产期之后还没有分娩的胎儿可能继续发育成为巨大胎儿。⑥遗传因素：种族、民族因素，父母身材高大者，有巨大胎儿分娩史者。

对于有分娩巨大胎儿的历史，或者被怀疑有巨大胎儿的孕妇，妊娠期和分娩前后需要注意什么问题呢？

最需要做的就是监测血糖，以排除妊娠期糖尿病。如果确诊为糖尿病，需要积极治疗。对于合并糖尿病的孕妇，妊娠达到足月即孕 37 周后，需要根据胎盘的功能和糖尿病控制情况进行综合评估，一般在孕 39 ~ 40 周终止妊娠。如果估计胎儿体重 ≥ 4 千克，而且孕妇合并糖尿病，一般建议剖宫产；如果估计胎儿体重 ≥ 4 千克，但孕妇无糖尿病或其他合并症，可以在严密观察下阴道试产，但需要提前做好应对肩难产的准备，并放宽剖宫产指征。

巨大胎儿常常会因产程进展不顺利而进行手术助产，故分娩后需要仔细检查产道是否有撕裂，警惕产后出血。对于新生儿，出生后 30 分钟应监测血糖，警惕新生儿低血糖症。

以上就是关于巨大胎儿的简单介绍。正是：

不大不小最是好，庞然巨物路不畅。

营养血糖控制好，免得母儿遭祸殃。

可以说，巨大胎儿和胎儿生长受限是一对走向两个极端的患难兄弟。除了胎儿本身可能有遗传异常外，胎儿的周围环境通常也存在问题，比如羊水。水是滋润万物之源，但水可载舟，亦可覆舟，而防汛抗旱是人与自然斗智的主题之一。对于妊娠而言，羊水过多或过少，都有一定危险。请看下回分解。

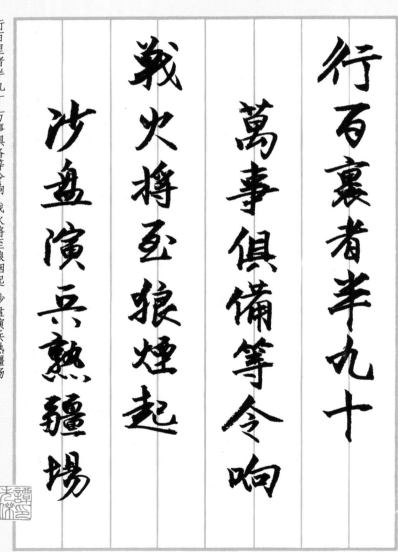

行百里者半九十　万事俱备等令响　战火将至狼烟起　沙盘演兵熟疆场

行百里者半九十

萬事俱備等令响

戰火將至狼煙起

沙盤演兵熟疆場

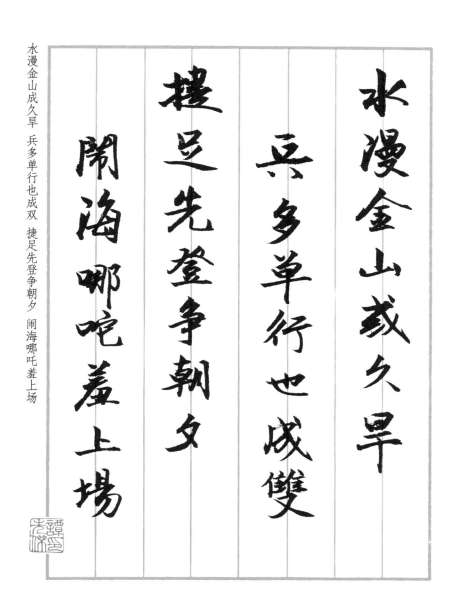

水漫金山成久旱

兵多单行也成双

捷足先登争朝夕

闹海哪吒羞上场

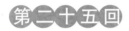

第二十五回

洪涝久旱：聊一聊羊水过多和过少

　　生命起源于海洋，而胎儿在母体子宫的时候，也是在一个类似装满了液体的气球（羊膜囊）中，其中的液体就是羊水。羊膜囊给胎儿提供了很好的保护，羊水是营养和滋润胎儿的物质，其主要来源之一居然是胎儿的尿液！更重口味的是，胎儿还会美滋滋地吞咽它，自产自销。羊水过多或者过少，都有危险。

　　羊水是女性怀孕时子宫内羊膜腔中的液体，是维持胎儿生命的重要成分。在胎儿不同发育阶段羊水的来源不同，妊娠早期，羊水主要来自胚胎的血浆成分；随着胚胎器官发育成熟，胎儿的尿液、呼吸系统、胃肠道、脐带、胎盘表面等，都成为羊水的来源。正常妊娠时，羊水量随孕周增加而增多，到妊娠最后 2 ～ 4 周开始减少，足月时羊水量平均为 1000 毫升。羊水在胎儿与母体之间不断交换，维持动态平衡。胎儿通过吞咽、呼吸、排尿以及皮肤、脐带等进行交换，如果失去平衡，就会出现羊水过多或过少，都属于可能给母儿带来威胁的病理情况。

【羊水过多】

　　在妊娠的任何时期，如果羊水量超过 2000 毫升，则称为"羊水过多"，据报告最高可达 20000 毫升。羊水过多只是一种表现出来的病理状态，隐藏于其后的疾病才是重点。遗憾的是，引起羊水过多的确切原因并不十分清楚，多见于以下情况。

1. 胎儿畸形：羊水过多的孕妇，20% ～ 50% 合并胎儿畸形，其中以中枢神经系统和上消化道畸形最为常见。如果胎儿是无脑儿、脑膨出与脊柱裂，由于脑脊膜裸露和脉络膜组织增殖，渗出液增加；无脑儿和严重脑积水患儿还会因缺乏中枢吞咽功能和缺乏抗利尿激素导致尿量增多；如果胎儿有食管或小肠闭锁、肺发育不全，就不能吞咽和吸入羊水。这些情况或者使羊水的产生量增多，或者使羊水的吸收减少，都可导致羊水过多。

2. 多胎妊娠：多胎妊娠并发羊水过多是单胎妊娠的 10 倍，尤以单卵双胎居多，常发生于体重较大的胎儿所处的羊膜腔中。原因是双胎之间的血液循环相互沟通，优势胎儿的循环血量多，尿量增加，导致羊水过多。

3. 孕妇和胎儿疾病：患糖尿病的孕妇，其胎儿的血糖也相应增高，引起胎儿多尿，导致羊水过多。母儿血型不合、重症胎儿水肿、妊高征、急性肝炎和孕妇严重贫血等也可导致羊水过多。

4. 胎盘脐带病变：胎盘绒毛血管瘤、脐带帆状附着有时也会引起羊水过多。

5. 特发性羊水过多：原因不明，约占 30%。

子宫具有很大的容受性，通常羊水量超过 3000 毫升时才出现症状。绝大多数（98%）孕妇羊水增多较慢，在较长的时期内形成（慢性羊水过多）；少数孕妇在数日内羊水急剧增加（急性羊水过多）。

急性羊水过多：多发生在妊娠 20 ～ 24 周，由于羊水急剧增加，数天内子宫迅速增大。短时间内子宫的急剧增大使横膈上抬，孕妇出现呼吸困难，不能平卧，甚至发绀，还会因腹部张力过大感到疼痛，出现食量减少和便秘。下腔静脉也可能被增大的子宫压迫而使回流受到影响，导致下肢及外阴部水肿和静脉曲张。

慢性羊水过多：多发生在妊娠 28 ～ 32 周，羊水在数周内逐渐缓慢增多，多数孕妇能适应，常常是在产前检查时医生发现宫高、腹围大于同期孕妇而进行超声检查后才得以诊断。孕妇的腹壁张力大，皮肤发亮、变薄，有液体震颤感，胎位不清，胎心遥远或听不到。

羊水过多会在妊娠的各个阶段给母儿带来危险。孕妇容易并发妊高征、胎位异常、早产；破膜时脐带可随羊水滑出造成脐带脱垂；破膜后因子宫骤然缩小，可能引起胎盘早剥；产时因子宫过大容易引起子宫收缩乏力，导致产后出血。

B超检查测定羊水量是诊断羊水过多的常用方法，还可同时发现胎儿畸形、双胎等。以前通常以单一羊水最大暗区的垂直深度（即胎儿与子宫壁间的距离，羊水池）表示羊水量，达到8厘米则考虑羊水过多。目前多用羊水指数法（AI），即以脐部与腹中线为标志点，将腹部分为4部分测定，将各象限的最大羊水暗区相加而得，>24厘米为羊水过多。

鉴于胎儿神经管缺陷是引起羊水过多的重要原因，因此除了B超检查之外，还可抽取母血和羊水测定甲胎蛋白含量以及测定母尿雌激素/肌酐比值测定。合并神经管缺损胎儿时，甲胎蛋白水平升高，而雌激素/肌酐的比值明显低于同期的正常妊娠。

简单谈谈羊水过多的处理。羊水过多的处理主要取决于胎儿有无畸形和孕妇症状的严重程度。对于羊水过多合并胎儿畸形者，如果畸形属于不可矫正或无医疗条件矫正，则需要及时终止妊娠。通常是行羊膜腔穿刺放出部分羊水后，注射药物引产。放羊水的速度要慢，否则会引起胎盘早剥。

对于羊水过多合并正常胎儿者，根据羊水过多的程度与胎龄选择处理方法：①症状较轻、孕妇可忍受者可继续妊娠，注意休息和低盐饮食，严密观察羊水量变化。如果症状严重，孕妇无法忍受（胎龄不足37周），应在B超监测下穿刺羊膜腔，缓慢放出羊水，减低宫腔内压力，缓解症状。②使用前列腺素抑制剂（吲哚美辛，商品名"消炎痛"）。妊娠晚期羊水主要由胎尿形成，消炎痛有抑制利尿的作用。但消炎痛有使胎儿动脉导管闭合的作用，故太晚期的妊娠不宜应用。③如果妊娠已近 37 周而且确定胎儿已经成熟者，行人工破膜引产，终止妊娠。

【羊水过少】

羊水量 <300 毫升称为"羊水过少"。与羊水过多类似，羊水过少背后的原因也有多种，发生时间有早有晚。早发性羊水过少指在妊娠中期和中期以前发生的羊水过少，常见的原因是胎儿畸形，特别是泌尿系统畸形，如先天性肾缺如、肾发育不良、多囊肾和尿道狭窄或闭锁等，导致尿液生成减少或不能排出，羊水生成下降，从而出现羊水过少。晚发性羊水过少的常见原因是过期妊娠（过了预产期两周后还没有分娩）、胎膜早破、胎儿生长受限、胎儿窘迫、孕妇血容量低或使用某些药物（例如用吲哚美辛保胎，或者应用卡托普利治疗妊娠期高血压疾病）等。

有时胎儿本身没有遗传缺陷，但因为羊水过少，胎儿体表可与羊膜粘连，或形成羊膜带，使手指或肢体离断；如果羊水过少同时过期妊娠，则胎儿皮肤干燥，皱褶如羊皮纸。羊水过少还使胎儿在子宫内长期处于强制性体位，易受压迫而引起特殊的肌肉骨骼畸形，如手足畸形、背曲、斜颈、上下肢弯曲等，常伴有肺发育不良。

羊水过少时，孕妇腹围及子宫底高度均小于妊娠月份，胎儿与母体之间缺乏缓冲，胎动时孕妇会感到腹部疼痛，胎儿在子宫内的活动受限，容易出现胎位异常。分娩过程中常出现原发性宫缩乏力或不协调性宫缩，宫口扩张缓慢。羊水极少，黏稠，多呈黄绿色，胎儿吸入后容易窒息缺氧。

羊水过少的诊断同样是通过 B 超检查。B 超下发现羊水量明显减少、羊水和胎儿界面不清、胎儿肢体明显聚集重叠，即可以作出羊水过少的定性诊断，然后通过测量羊水池的深度对羊水过少作出半定量诊断。妊娠 28 ～ 40 周期间，B 型超声测定最大羊水池径线稳定在 5.0±2.0 厘米范围，若最大羊水池垂直深度（AV）≤ 2 厘米为羊水过少，≤ 1 厘米为严重羊水过少。采用羊水指数法（AI）时，AI ≤ 8 厘米时为诊断羊水过少的临界值，若 AI ≤ 5 厘米则诊断为羊水过少。

对于羊水过少而且胎儿畸形者，需要尽早终止妊娠；如果胎儿无畸形而且已经发育成熟，可以考虑终止妊娠。如果胎儿无畸形但妊娠月份较小，可行羊膜腔灌注生理盐水，以减少羊水过少对母儿的影响。

以上就是关于羊水过多和过少的简单介绍。正是：

水漫金山或久旱，过多过少均灾难。

胎儿畸形须排查，因势导利定方案。

说完羊水，回头再来说说胎儿。不是体重问题，而是数目问题，更确切地说，是关于孪生的问题。孪生有好几种情况，有相貌和性格类似克隆复制、难以分辨的同卵双生；也有相貌和性格相差较大、相当于普通兄弟姐妹关系的异卵双生；还有一种是颇为神奇的同期复孕！请看下回分解。

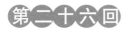

偶也成双：谈一谈双胎和多胎妊娠

> 哺乳动物每一胎的产崽数通常是其乳头数减1，少数情况下可与乳头数一样甚至还多。进化到灵长类动物包括人类，乳头数已经退化减少到2个，故通常都是单胎，少数情况下是双胎甚至多胎。常人看到的是双胎的喜，医生看到的则是双胎的忧。

一次妊娠同时有两个或两个以上的胎儿，称为"多胎妊娠"，其中以双胎最为多见。近年随着辅助生殖技术（包括试管婴儿）的开展，多胎妊娠的发生率明显增高。多胎妊娠有可能给孕妇和胎儿带来很多并发症，引起新生儿的死亡率升高。所以，多胎妊娠，一面是喜，另一面是忧，属于高危妊娠。

有的双胞胎外貌、形体、语言、性格都非常像，一般人很难分辨。一个故事说，老公的双胞胎哥哥到家做客，哥哥进厨房帮忙洗菜，厨房就剩两人的时候老婆说："老公，好长时间没那个了，要不晚上……"男的回头说："对不起弟妹，我是你哥。"尴尬至极！吃完饭收拾碗筷的时候，老婆说："刚才我把咱哥当成了你，尴尬死了！"男的回头说："对不起弟妹，我还是你哥！"

故事除了让大家知道哥哥很正直之外，还可以判断这对双胞胎是单卵双胎。也就是说，是由一个受精卵分裂形成的。两个人具有相同的遗传基因，性别、血型、外貌、指纹、性格特征等均相同，单卵双胎约占双胎妊娠的30%，发生原因还不清楚。

更多的情况是双卵双胎。两个卵子分别受精形成，各自的遗传基因不完全相同，故两个胎儿有区别，血型和性别可以相同，也可以不同（一男一女，即龙凤胎），而指纹、外貌、精神类型等多种表型都不同，从遗传学上说，两者的关系与普通兄弟姐妹一样。这种类型的双胎除非当事人特别强调，一般人很难知道他们是双胎，约占双胎妊娠的70%。

双卵双胎多有明显的家族史，如果女性本身为双卵双胎之一，分娩双胎的概率比丈夫为双卵双胎之一者更高，这说明就能否怀双胎而言，女方的遗传影响比男方大。换句话说，如果怀上双胎，多半说明女方很强大。在不孕的治疗中所使用的某些促排卵药物可以使双胎发生率增加。在试管婴儿（体外受精一胚胎移植）技术中，为了保证移植成功，一般会种植2～3个胚胎，也一定程度造成双胎发生率的增加。

还有一种较为少见的双胎，称为"同期复孕"。英国《卫报》网站报道了一位丹麦女性分享的传奇经历。2005年她生下了一对双胞胎男孩，出人意料的是，他们的亲生父亲竟然是肤色不同的男子！有网友评论说这纯粹是恶搞的天方夜谭。其实并非如此，这就是同期复孕现象，是两个卵子在短时间内不同时间受精而形成的双卵双胎，特指精子来源于不同雄性。猫属于群交动物，同期复孕的情况比较多见，所以一窝猫中有黑有白又有花。人类中同期复孕比较罕见，可能是生理差异，更与道德与法律约束有关。

从孕妇面临的风险而言，这几种类型的双胎没有明显区别，都比单胎有更高的危险。如妊娠期高血压疾病、妊娠期肝内胆汁淤积症、贫血、羊水过多、胎盘早剥、胎膜早破、宫缩乏力、产后出血等，以及早产、胎儿发育异常等。多胎妊娠时，孕妇的早孕反应比较重，而且持续时间长。孕10周以后，子宫体积明显大于单胎妊娠，孕24周之后增长更迅速。在孕晚期，由于过度增大的子宫推挤横膈向上，使肺部受压及膈肌活动幅度减小，常有呼吸困难；由于过度增大的子宫压迫下腔静脉和盆腔，阻碍静脉回流，导致下肢及腹壁水肿，下肢及外阴、阴道静脉曲张。

对于胎儿而言，或者从医生的角度，单卵双胎比双卵双胎的危险更大，因为一种名为"双胎输血综合征"的疾病，就是发生在单卵双胎中。

由于受精卵在早期发育阶段发生分裂的时间不同，单卵双胎又可分为4种不同的类型，而其中一种类型的单卵双胎有可能发生一种名为"双胎输血综合征"的并发症。一个胎儿成为供血儿，另一个胎儿成为受血儿，造成供血儿生长受限、肾灌注不足、羊水过少，甚至死亡的情况；但受血儿也不是没有危险，其血容量增多、动脉压升高、各器官体积增大，可发生心力衰竭、胎儿水肿、羊水过多。目前一般通过超声诊断。

*B超检查是目前确诊多胎妊娠的最主要方法。*早在孕6周（即距离最后一次月经42天）时，超声即可显示着床在宫内不同部位的胚囊个数，每个胚囊与周围蜕膜组成具有双环特征的液性光环。至孕7周末以后，每个胚芽内出现有节律搏动的原始心管。孕12周后，胎头显像，可测出各胎头的双顶径。随着孕周的增长，诊断正确率可达100%。故临床怀疑有多胎妊娠应继续随访，直至胎儿个数完全确定。孕12周后，用多普勒胎心仪可听到频率不同的胎心音。

多胎妊娠的孕妇需要注意以下问题。

1. 补充足够的营养：以增加热量、蛋白质、矿物质、维生素及必需脂肪酸的摄入为原则，适当补充铁剂及叶酸，预防贫血。

2. 防治早产：是双胎妊娠产前监护的重点。双胎发生早产的可能性明显多于单胎。如果先兆流产发生在孕34周前，要给予宫缩抑制剂，必要时需住院观察。

3. 及时防治妊娠期并发症：包括妊娠期高血压疾病、妊娠期胆汁淤积症等。

4. 监护胎儿生长发育情况及胎位变化。

以上就是关于多胎妊娠的简单介绍。正是：

兵多单行偶成双，功劳大半归女方。

同卵双卵有差异，喜中藏忧须提防。

从空间上，我们聊完了胎儿大小（巨大胎儿和生长受限）、数目（双胎妊娠）和环境异常（羊水过多和过少）的那些事儿，接着我们从时间曲线上探究妊娠的神秘。怀孕生子是一个需要时间的过程，是瓜熟蒂落的过程，开苞太早或过时不采，都会给胎儿带来危险。请看下回分解。

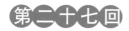

只争朝夕：说一说早产的那些事情

社交规则之一是守时，但到达过早也会让尚未准备好的主人狼狈不堪。妊娠亦是如此，正常妊娠时长为 40 周（280 天），如果胎儿在 28 周之后、满 37 周之前提前出生，就称为早产。不仅孕妇没有准备好，胎儿自己更没有准备好。

早产是指在满 28 孕周至 37 孕周之间（196 ～ 258 天）的分娩。此时娩出的新生儿称"早产儿"，是各器官未完全成熟的新生儿。早产占分娩总数的 5% ～ 15%，由于医学的进步，早产儿的生存率明显提高，伤残率下降，故国外学者建议将"早产"定义的时间上限提前到妊娠 20 周。

【引起早产的原因】

孕妇方面的原因：①子宫的结构异常，如子宫畸形（双角子宫、纵隔子宫）、子宫颈内口松弛、子宫肌瘤。②合并急性或慢性疾病，如：病毒性肝炎、急性肾炎或肾盂肾炎、急性阑尾炎、病毒性肺炎、高热、风疹等急性疾病；心脏病、糖尿病、严重贫血、甲状腺功能亢进、高血压病等慢性疾病。③并发妊娠期高血压疾病。④吸烟、吸毒、酒精中毒、重度营养不良。⑤其他情况，如长途旅行、气候变化、居住高原地带、家庭迁移、情绪波动等精神体力负担，腹部直接撞击、创伤、性交或手术操作刺激等也可引起早产。

胎儿、胎盘方面的原因：①前置胎盘和胎盘早剥。②羊水过多或过少、多胎妊娠。③胎儿畸形、胎死宫内、胎位异常。④胎膜早破、绒毛膜羊膜炎。另外，大约30%的早产原因不清。

对于孕妇本身而言，相比足月分娩，早产不会带来额外危害，受伤的是早产儿。约15%的早产儿在新生儿期死亡，原因主要是新生儿窒息、颅内出血、畸形。早产儿即使存活，有的也有神经智力发育缺陷。早产儿除了体貌上有特殊之处外，主要是各个系统发育不完善。早产儿体温调节困难而且不稳定，容易发生体温过高或过低的现象；抵抗力很弱，轻微感染就可酿成败血症；早产儿的肺发育不完全，常有不规则间歇呼吸或呼吸暂停，导致呼吸窘迫；吮吸及吞咽能力弱，容易呛咳；肝脏功能发育不完善，凝血因子分泌不足，有出血倾向，生理性黄疸持续的时间较足月儿长；容易出现铁及维生素A、维生素D缺乏症；饥饿时血糖易过低而休克；蛋白质合成功能差，容易发生水肿；肾小球、肾小管不成熟，肾小球滤过率低，容易出现酸碱平衡失调。

【如何诊断早产】

判断是否属于早产，关键在于确定孕周。孕周推算需要结合早孕期hCG、早孕期B超等，或是通过取卵、排卵日期确定。中孕期以后超声误差比较大。

如果发现有早产征兆（先兆早产），如何防止病情进一步发展呢？

左侧卧位可以提高子宫胎盘血流量，降低子宫敏感性，使子宫肌松弛从而减少自发性宫缩。

必要的时候医生会进行B超、胎儿纤维连接蛋白的检测，帮助预测早产的可能性。还可能进行阴道检查，以了解子宫颈容受及扩张情况，当然会很小心谨慎。通过这些处理，40% ～ 70%的患者不需其他治疗，早产征兆就会消失。

【如何治疗难免早产】

如果先兆早产进一步恶化，就可能发生难免早产，医生会加强治疗措施，包括如下几项。

1. 抑制宫缩

应用宫缩抑制剂可以延长妊娠数天，为使用肾上腺皮质激素促胎肺成熟争取时间，使胎儿能继续在宫内生长发育以降低新生儿死亡率及患病率。宫缩抑制剂可分为两大类：第一类，阻断或抑制释放合成宫缩物质，如前列腺素合成酶抑制剂等；第二类，改变子宫肌对宫缩物质的反应性，如硫酸镁、β_2-肾上腺能受体兴奋剂、降压药等。

2. 促胎肺成熟

估计早产已难以避免，在给予产妇宫缩抑制剂的同时，肌内注射、静脉滴注或羊膜腔内注射肾上腺糖皮质激素以促进胎肺成熟，预防早产儿出现呼吸窘迫综合征。常用地塞米松。

【早产分娩时需要注意哪些问题】

这个问题和后面的两个问题其实是医生的事情，但公众有所了解也不无裨益。主要是避免创伤性分娩、防止新生儿窒息和为新生儿复苏与保暖做好充分准备，包括：①吸氧。②让产妇取左侧卧位以增加胎盘灌注量。③避免应用镇静剂和镇痛剂。④肌内注射维生素 K_1，降低新生儿颅内出血发生率。⑤可进行预防性产钳助产术，但操作须轻柔。

【早产儿出生】

早产儿出生时，接生人员会做哪些处理呢？

1. 体位

为防新生儿的血液向胎盘逆流，娩出后，使其躯体低于胎盘水平；为促使咽喉部的黏液、血液和羊水排出，先使新生儿面朝下或取头偏向一侧的仰卧位，用盐水纱布轻轻挤捏鼻腔及揩拭口腔。

2．清理呼吸道

在第一次呼吸前清除呼吸道内的黏液、血液和羊水至关重要。呈苍白窒息者应迅速气管插管，吸出气管内液后，输氧加压呼吸。

3．断脐

在清理呼吸道复苏后，断脐并包扎脐带断端。

4．保温

断脐后迅速擦干全身，不必擦去皮肤表面可起保温作用的胎脂，以暖干布包裹躯体避免散热过多。

早产儿出生后，医护人员会采取哪些措施呢？

①保暖，是保护早产儿最重要的措施之一，体重<2千克的早产儿，应放置在暖箱内，护理工作均在暖箱中完成，避免不必要的检查及移动。②如果早产儿有青紫及呼吸困难的现象，可以给予吸氧，但不宜长期使用，防止氧浓度过高和吸氧时间过长导致视力障碍。③防止低血糖，补充维生素及铁剂，约半数早产儿在出生后1天内会出现低血糖，需要及时治疗。④喂养方面，仍然提倡早开奶和母乳喂养，但如果早产儿情况很弱，可适当推迟喂奶，给予静脉补液。对于吮吸力差的早产儿，需要胃管或肠管喂养。⑤预防和及时治疗感染。

随着医疗技术的进步，对早产的处理水平越来越高，早产儿成活率明显提高，并发症率明显降低，很多早产儿成年后没有任何异常。但是，早产儿的治疗需要的花费很大，所以，孕期仍然需要小心，控制能控制的因素，别让宝宝过早报到。

正是：

捷足先登争朝夕，心恋凡尘太着急。

抑制宫缩促胎肺，不速之客暖箱栖。

的确，过早到达宴会现场可能让主人措手不及、狼狈不堪，但迟到同样是一个不好的习惯。与此类似，如果到了该离开母体来到人世的时候胎儿却赖着不动身，也会让人着急上火。曾经遇到过极端的情况，孕妇因为怀疑早产住进医院保胎，但过了预产期却没有动静。过期妊娠不仅仅是时间问题，而是危及胎儿健康或生命的问题。请看下回分解。

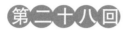

第二十八回

哪吒上场：谈一谈过期妊娠的危害

> 过早到达令人恼，姗姗来迟让人急。过期妊娠是指妊娠已经超过 42 周，胎儿仍然未分娩者。《封神演义》中李靖之妻殷氏怀哪吒 3 年 6 个月，得梦才生，但现实中人类最长妊娠时长无从考证。过期妊娠不仅仅是时间问题，更多的是危及胎儿健康或生命的问题。

凡平时月经周期规律，妊娠达到或超过 42 周胎儿仍然没有分娩者称"过期妊娠"，其发生率占妊娠总数的 5% ～ 11%。一些人对过期妊娠的认识不足，认为宝宝在妈妈体内待得越久越安全，或者认为过期妊娠仅仅是姗姗来迟而已。实际上，过期妊娠是一种影响围生儿发育与生存的病理问题，使围生儿患病率和死亡率增高。妊娠 43 周时围产儿死亡率为正常的 3 倍，44 周时为正常的 5 倍。

【过期妊娠的危害】

过期妊娠对胎儿和孕妇有以下危害：胎儿窘迫，羊水量减少，分娩困难及损伤。其实，预防过期妊娠的发生并不困难，只要加强宣教使孕妇及家属认识过期妊娠的危害性，定期行产前检查，适时结束分娩，不要等到过期妊娠时再处理，即可降低其发生率。

【过期妊娠的原因】

过期妊娠的原因仍不清楚，多数学者认为与胎儿肾上腺皮质功能有关。下列情况容易导致过期妊娠：①头盆不称时，胎先露部对宫颈内口及子宫下段的刺激不强，容易发生过期妊娠。②无脑儿由于无下丘脑，使垂体—肾上腺轴发育不良，胎儿肾上腺皮质产生的肾上腺皮质激素等物质不足。而且，小而不规则的胎头，不足以刺激宫颈内口及子宫下段引起宫缩。③各种原因导致雌激素和孕激素比例失调，孕激素优势抑制前列腺素和缩宫素，使子宫不收缩。

【如何诊断过期妊娠】

1. 核实预产期

与判断早产一样，诊断过期妊娠最重要的是核实预产期。若平时月经周期不准，推算的预产期就不可靠，应注意：①详细询问平时月经变异情况，有无服用避孕药使排卵期推迟。②根据孕前基础体温升高的排卵期推算预产期。③夫妇两地分居，应根据性交日期推算。④根据开始出现早孕反应时间（孕 6 周出现）加以估计。⑤妊娠早期曾做妇科检查者，按当时子宫大小推算。⑥用听筒经腹壁听到胎心时，孕周至少已 18 周。⑦B 型超声检查，早孕期测定妊娠囊直径，孕中期以后测定胎儿头臀长、双顶径、股骨长等，以及晚期根据羊水量的变化推算预产期。⑧子宫符合孕足月大小，宫颈已成熟，羊水量渐减少，孕妇体重不再增加或稍减轻，应视为过期妊娠。

2. 判断胎盘功能

有以下方法：①胎动计数。由于每个胎儿的活动量各异，不同孕妇自我感觉的胎动数差异很大。一般认为 12 小时内胎动累计数不得少于 10 次，故 12 小时内少于 10 次或逐日下降超过 50% 而又不能恢复，应怀疑胎盘功能不良，胎儿存在缺氧。②测定尿雌三醇与肌酐（E/C）比值。E/C 比值在正常情况下应大于 15，若 E/C 比值 <10，则提示胎盘功能减退。③胎儿监

护仪检测。无刺激胎心监护（NST）有反应型提示胎儿无缺氧，NST 无反应型需做宫缩应激试验（CST），CST 多次反复出现胎心晚期减速者，提示胎儿缺氧。④超声监测。每周进行 1 ～ 2 次 B 超检查，观察胎动、胎儿肌张力、胎儿呼吸样运动及羊水量等。还可用彩色超声多普勒检查测定胎儿脐血流来判断胎盘功能与胎儿安危。

【诊断为过期妊娠后如何处理】

1. 产前处理

如果确诊过期妊娠，应尽快终止妊娠，终止方法根据情况而定。如果宫颈条件成熟，可行缩宫素点滴引产或人工破膜。若破膜时羊水量多而且清亮，可在严密监护下经阴道分娩；宫颈条件未成熟者可用促宫颈成熟药物，如普拉睾酮，也可用缩宫素、前列腺素制剂引产；出现胎盘功能不良或胎儿窘迫征象，无论宫颈条件成熟与否，均应行剖宫产尽快结束分娩。

2. 产时处理

过期妊娠时，临产后宫缩产生的应激显著超过胎儿的储备力，会出现隐性胎儿窘迫。因此，如果经阴道试产，需要密切胎儿监护，适当放宽剖宫产指征。如果评估后确定适合选择经阴道分娩，产程中需要密切胎心监护，为避免胎儿缺氧，产程中会给产妇吸氧。过期妊娠常伴有胎儿窘迫和羊水粪染，分娩时应做好抢救准备，防止新生儿窒息。分娩后及时发现处理新生儿脱水、低血容量及代谢性酸中毒等并发症。

以上就是关于过期妊娠的简单介绍。正是：

闹海哪吒羞登场，四十二周无动响。

胎盘功能或式微，及时登场才妥当。

妊娠过程中，除了前面谈到的那些有惊无险和有惊有险的情况外，人类在母体子宫中生活的晚期，在动身来到这个世界之前，还可能遭遇哪些危险敌人呢？关注自己的身体，了解自己的来处，请看下回分解。

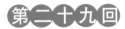

九十为半：晚孕期需要注意的问题

妊娠28周至足月（37周）称为晚孕期。古人云：行百里者半九十。尽管妊娠过程已超过2/3，但晚孕期同样有很多危险，不能放松警惕，以免前功尽弃。那么，在晚孕期都有哪些威胁母体和胎儿的危机事件呢？如何早期警惕和寻求医生帮助呢？

【前置胎盘】

正常情况下，胎盘附着处在子宫体部的后壁、前壁或侧壁。如果孕28周后胎盘附着于子宫下段或覆盖在子宫颈内口处，位置低于胎儿在母体内的最低位置（先露部），称为"前置胎盘"。前置胎盘是妊娠晚期出血的主要原因之一，为妊娠期的严重并发症。前置胎盘多见于经产妇，尤其是多产妇或者有多次人工流产历史的产妇。

1. 前置胎盘的发生原因

①子宫体部的内膜受损：如产褥感染、多产、多次刮宫及剖宫产等，引起子宫内膜炎或子宫内膜受损，使子宫蜕膜血管生长不全，当受精卵植入时，血液供给不足，为了摄取足够营养而扩大胎盘面积，伸展到子宫下段。②胎盘面积过大或胎盘异常：双胎的胎盘面积较单胎大，容易达到子

宫下段而形成前置胎盘；如果在主胎盘之外存在副胎盘，副胎盘可达子宫下段近宫颈内口处。③受精卵滋养层发育迟缓：当受精卵到达子宫腔时，尚未发育到能着床的阶段，继续下移植入子宫下段，并在该处生长发育形成前置胎盘。

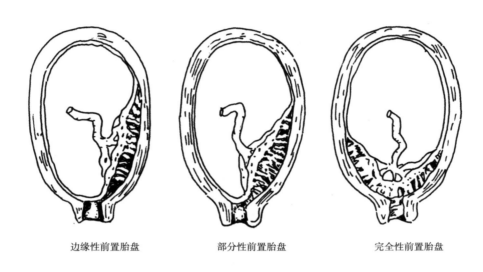

边缘性前置胎盘　　　　　部分性前置胎盘　　　　　完全性前置胎盘

2. 前置胎盘的主要症状

妊娠晚期或临产时，发生无诱因的无痛性反复阴道流血是前置胎盘的主要症状。初次流血量一般不多，剥离处血液凝固后出血可暂时停止，偶尔亦有第一次出血量多的病例。随着子宫下段不断伸展，出血往往反复发生，且出血量越来越多。

阴道流血发生时间的早晚、反复发生的次数、出血量的多少与前置胎盘的类型有很大关系。完全性前置胎盘往往初次出血的时间早，在妊娠28周左右，反复出血的次数频繁，量较多，有时一次大量出血即可使患者陷入休克状态；边缘性前置胎盘初次出血发生较晚，多在妊娠37～40周或临产后，量也较少；部分性前置胎盘初次出血时间和出血量介于上述两者之间。

由于反复多次或大量阴道流血，患者可出现贫血，贫血程度与出血量成正比，出血严重者可发生休克，胎儿发生缺氧、窘迫，甚至死亡。严重的患者可有面色苍白、脉搏微弱、血压下降等休克现象。

3. 检查与诊断

如果妊娠晚期或临产时突然发生无诱因的无痛性反复阴道流血，就需要警惕有前置胎盘的可能并做相应检查。超声检查是诊断前置胎盘的重要方法，可清楚看到子宫壁、胎先露部、胎盘和宫颈的位置，并根据胎盘边缘与宫颈内口的关系明确前置胎盘的类型。由于胎盘在整个妊娠期占据宫腔的面积逐渐缩小，位置可以上移，故妊娠 28 周前一般不做前置胎盘的诊断。

4. 治疗原则与方法

前置胎盘的治疗原则是控制出血、纠正贫血、预防感染，正确选择结束分娩的时间和方法。以产妇安全为主，在母体安全的前提下，尽量避免胎儿早产，以减少新生儿死亡率。

期待疗法：对于妊娠不足 36 周，胎儿体重小于 2.3 千克者，如果阴道出血量不多，孕妇全身情况好，胎儿存活，可采取期待疗法，也就是期待出血自行停止。让孕妇绝对卧床休息；用药物抑制宫缩；纠正贫血，口服铁剂，必要时输血；使用抗生素预防感染；使用药物（地塞米松）促进胎肺成熟；在期待疗法过程中，严密观察病情，如果大量出血或反复出血，就需要终止妊娠。

终止妊娠：如果入院时大出血休克，或前置胎盘期待疗法中发生大出血休克，或近预产期反复出血，或临产后出血较多，都需要采取积极措施终止妊娠。①剖宫产：是处理前置胎盘的主要手段。②阴道分娩：对于边缘性前置胎盘，而且胎儿为头位的孕妇，可尝试阴道分娩。

【胎盘早剥】

正常情况下，为胎儿提供营养物质的胎盘是在胎儿娩出之后才从子宫剥离并娩出。如果妊娠 20 周以后或分娩期，正常位置的胎盘在胎儿娩出前，部分或全部从子宫壁剥离，称为"胎盘早剥"。胎盘早剥是妊娠晚期严重并发症，起病急、发展快，可危及母儿生命。

1. 引起胎盘早剥的原因

孕妇患有严重妊娠期高血压疾病、慢性高血压、慢性肾脏疾病等血管性病变。腹部直接受到撞击或挤压（性生活或者外伤），羊水过多时人工破膜后羊水流出过快，均可使宫腔内压力骤减。另外，高龄孕妇、吸烟、药物滥用、孕妇代谢异常、子宫肌瘤等与胎盘早剥的发生也有关。

2. 根据病情严重程度，一般将胎盘早剥分为3度

I度：多见于分娩期，胎盘剥离面积小，患者常无腹痛或腹痛轻微，贫血体征不明显。腹部检查见子宫软，大小与妊娠周数相符，胎心率正常。产后检查见胎盘母体面有凝血块及压迹也可诊断。

II度：胎盘剥离面为胎盘面积的1/3左右。主要症状为突然发生持续性腹痛、腰酸或腰背痛，疼痛程度与胎盘后积血量成正比。无阴道流血或流血量不多，贫血程度与阴道流血量不相符。腹部检查见子宫大于妊娠周数，子宫底随胎盘后血肿增大而升高。胎盘附着处压痛明显，宫缩有间歇，胎儿存活。

III度：胎盘剥离面超过胎盘面积的1/2。临床表现较II度重。患者可出现恶心、呕吐、面色苍白、四肢湿冷、脉搏细数、血压下降等休克症状，且休克程度大多与阴道流血量不成正比。腹部检查发现子宫硬如板状，宫缩间歇时不能松弛，胎心消失。患者可合并凝血功能障碍。

3. 检查与诊断

如果怀疑胎盘早剥，就需要急诊做超声检查。典型的声像图会显示胎盘与子宫壁之间出现边缘不清的液性低回声区，胎盘异常增厚或胎盘边缘圆形裂开。但需要注意的是，超声检查阴性结果不能完全排除胎盘早剥。

胎盘早剥的患者容易并发肾衰竭和凝血功能障碍，故需要进行相关检查。包括全血细胞计数、肾功能和凝血功能检查。还需要做弥散性血管内凝血（DIC）筛选试验，包括血小板计数、凝血酶原时间、血纤维蛋白原

测定。结果可疑者进一步做纤溶确诊试验，包括凝血酶时间、优球蛋白溶解时间和血浆鱼精蛋白副凝试验。

4．处理方法

一旦被诊断为胎盘早剥，需要积极处理，以免危及母儿生命。

纠正休克：对处于休克状态的危重患者，开放静脉通道，迅速补充血容量，改善血液循环。最好输新鲜血，既可补充血容量，又能补充凝血因子。

及时终止妊娠：胎儿娩出前，胎盘剥离有可能继续加重。一旦确诊 II 型或 III 型胎盘早剥，应及时终止妊娠。根据孕妇的病情轻重、胎儿宫内状况、产程进展、胎产式等决定终止妊娠是经阴道分娩还是剖宫产。

处理凝血功能障碍、肾功能衰竭及产后出血等并发症。

【妊娠期肝内胆汁淤积症】

妊娠期肝内胆汁淤积症（ICP）是妊娠中、晚期特有的并发症，临床上以皮肤瘙痒和胆汁酸升高为特征，主要危害胎儿，使围生儿死亡率增高。ICP 对妊娠最大的危害是发生难以预测的胎儿突然死亡，该风险高低与病情程度相关。本病具有复发性，分娩后可迅速消失，再次妊娠或口服雌激素避孕药时常会复发。病因尚不清楚，可能与女性激素、遗传及环境等因素有关。

1．主要症状

几乎所有患者的首发症状均为孕晚期发生无皮肤损伤的瘙痒。约 80% 的患者在孕 30 周后出现，有的甚至更早，瘙痒程度不一，常呈持续性，白昼轻，夜间加剧。瘙痒一般先从手掌和脚掌开始，然后逐渐向肢体近端延伸，甚至可发展到面部，但极少侵及黏膜；瘙痒症状平均时长约 3 周，也有达数月者，于分娩后数小时或数日内迅速缓解、消失；严重瘙痒时引起失眠、疲劳、恶心、呕吐、食欲减退等；四肢皮肤有抓痕；有的患者有轻度黄疸，分娩后数日内消退，同时伴尿色加深等高胆红素血症表现。

血清胆酸（胆汁酸）测定是诊断 ICP 最有价值的方法，也是 ICP 最主要的特异性证据。肝功能也会出现异常，产后的胎盘病理检查可帮助明确诊断。

2. 治疗方法

治疗目的是缓解瘙痒症状，恢复肝功能，降低血胆酸水平，重点是对胎儿宫内状况的监护，及时发现胎儿缺氧并采取相应措施。

一般处理：适当卧床休息，取左侧卧位，以增加胎盘血流量，给予间断吸氧、高渗葡萄糖、维生素类及能量合剂，既保肝，又可提高胎儿对缺氧的耐受性。定期复检肝功能、血胆酸、胆红素。

药物治疗：使用一些能使孕妇临床症状减轻、胆汁淤积的生化指标和围生儿预后改善的药物，包括腺苷蛋氨酸（治疗 ICP 的首选药物）、熊去氧胆酸、地塞米松、苯巴比妥等。

产科处理：①产前监护：从孕 34 周开始每周行无刺激胎心监护（NST）试验，必要时行胎儿生物物理评分，及早发现隐性胎儿缺氧。NST 的基线胎心率变异消失可作为预测 ICP 胎儿缺氧的指标。每日数胎动，若 12 小时内胎动少于 10 次，应警惕胎儿宫内窘迫。定期做超声检查，注意有无羊水过少。②适时终止妊娠：如果孕妇出现黄疸，胎龄已达 36 周，妊娠已足月或胎肺已成熟者，有胎盘功能明显减退或胎儿窘迫者应及时终止妊娠。剖宫产为宜，经阴道分娩会加重胎儿缺氧，甚至死亡。

正是：

行百里者半九十，终点未达不能急。

胎盘前置或早剥，正确应对避劲敌。

尽管我们严肃地讨论了晚孕期阴道出血的两种常见情况，但实际上大多数孕妇都能平安走过这一段妊娠历程，到达预计会分娩的日子——预产期。那么，对于即将分娩的孕妇，需要做哪些思想和物质准备呢？请看下回分解。

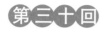

第三十回

只等令响：分娩前注意事项及准备

瓜熟蒂落，水到渠成。万事俱备，只等令响。经历了280多个日日夜夜，终于要走完漫长的妊娠旅程，在分娩决战即将打响之前，在即将拥抱新生命之前，孕妇需要避免哪些问题，从心理和物质上应该做好哪些准备？

养兵千日，用兵一时。十月怀胎，一朝分娩。经历了大约280个日日夜夜，终于即将走完漫长的妊娠旅程。正如大战之前的将士或者高考前的考生一样，孕妇或多或少都会有一些紧张。适度的紧张是正常的应激反应，会激发人体潜能，有利于复杂任务的完成。如果对分娩完全不在乎，大大咧咧，则可能引发意外；而恐惧、焦虑、担心则会给分娩带来不利影响。临近分娩时，孕妇应注意以下问题。

【避免过分恐惧】

要理解分娩是人类繁衍的自然过程，尽管过去分娩的确是女性的"鬼门关"之一，但在现代医疗条件下，只要进行正规的产前检查，分娩的安全性已经非常高。过度恐惧不仅会影响孕妇临产前的饮食和睡眠，还会妨碍其全身的应激能力，使身体不能很快地进入最佳分娩状态。

【避免过分焦虑】

有些孕妇一听到医生说或者自己掐算足月了就焦急地盼望能早日分娩，似乎整天在腹中拳打脚踢的宝宝生出来之后会轻松很多，其实宝宝在肚子里是最省心的。有的孕妇担心孩子在肚子里会发生危险，到了预产期就寝食不安。实际上，预产期只是一个大致范围，满 37 周不超过 42 周分娩都是正常的。有的孕妇在生活和工作上遇到较大困难，或者是遭遇了意外的不幸事件，产前会精神不振、忧愁、苦闷。这种消极情绪可以影响分娩。还有的丈夫或公婆强烈盼望生育男孩，也给产妇造成了压力，是出现难产的诱因之一。临产前孕妇非常需要来自家人，尤其是丈夫的鼓励和支持，因此丈夫此时应该尽可能拿出较多的时间陪伴妻子，照顾她的饮食起居，使她感到并不是她一个人在战斗，这是丈夫对妻子分娩最好的帮助。

【不要过分劳累】

到了晚孕期，活动应该适当减少，工作强度应该适当降低，注意休息，保证充足的睡眠；在接近预产期的前半个月，孕妇不要再出远门，尤其是不要长途乘车、乘船，因为旅途条件有限，一旦出现难产就很危险。但是，孕妇也不宜过于懒惰，一味强调保养而长时间卧床。产前活动量过少的产妇，也容易出现分娩困难。

除了要避免这些不良状况外，孕妇及其家庭需要做哪些具体准备工作呢？在此列出一个供参考的清单。

改变发型：最好剪成容易梳理的短发，因为分娩后的一段时间内（产褥期）出汗量大，容易掉头发，短头发的优势就凸显了。

卫生用品：准备足够的卫生巾、面巾纸和消毒湿纸巾，还需要准备擦汗毛巾以及铺在床上的卫生垫等。

哺乳胸罩：至少准备 2 个从前面可以解开的纯棉胸罩，还要再配一些可以吸奶的乳垫，以免衣服被奶水浸湿。

产妇服装：备数套柔软而且吸汗的宽大纯棉睡衣，最好是前开口样式而不是套头衫，方便穿脱和喂奶。

产妇鞋帽：准备好袜子和拖鞋。密不透风的坐月子方法是错误的，但产后的保暖很重要。

小孩衣帽鞋袜：小孩的服装应为纯棉质地，宽松舒适，没有扣子和拉链等危险物品或装饰物；新生儿不用穿鞋，但需要准备一些袜子。新生儿头部散热面积大，容易受凉，要备好出门用的帽子。

小孩洗漱用品：孩子的洗澡盆、毛巾、痱子粉、婴儿油、湿纸巾等。

尿布或尿不湿：准备好足量的尿布或者尿不湿，在小孩出生后的第一个月内，其用量惊人。

小孩被褥和毯子：被褥要柔软舒适、厚薄适中，还要准备好可以抱着外出的小毯子。

以上就是关于分娩前的一些注意事项的介绍。正是：

> 万事俱备等令响，不恐不惧不紧张。
>
> 各色物料应俱全，随时出发上战场。

做好这些准备，孕妇就可以静静地等待这场比十拿九稳还有胜算，甚至现在要求万无一失的大战了。分娩发动之前会有哪些信号呢？请看下回分解。

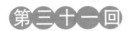

大幕将启：谈一谈先兆临产和临产

　　目前认为分娩是女性的生理过程之一，正常孕妇都不再被称为病人。但为了提高警惕，也为了保证全书风格连贯，我们仍把分娩比作一场世纪大战——一场比"十拿九稳"远有胜算，甚至要求"万无一失"的战争。那么，战事将起之前会有哪些征兆呢（先兆临产）？战争正式打响（临产）的标志又是什么呢？

【先兆临产】

　　分娩发动之前，会出现一些预示不久即将临产的症状，称为"先兆临产"，包括假临产、胎儿下降感和见红，其中见红是分娩即将开始的比较可靠的征象。

　　1.假临产

　　假临产又称"假阵缩"。对于孕妇而言，尽管胚胎中有自身一半的遗传物质，但仍然属于外来物体，因此子宫与胚胎的关系一直处在接纳与排斥的平衡中，当然多数情况下是接纳占上风。在整个妊娠过程中，子宫一直有不规律的收缩，即所谓的布雷希氏（Braxton Hicks）收缩。随着妊娠的进展，这种不规律收缩的频率增加，而且也逐渐被产妇感知。假阵缩的特点是：宫缩间隔的时间不规律；强度不大，只感到下腹部有轻微的胀痛；持续的时间也不一定，一般不超过 30 秒。假阵缩不伴有宫颈的缩短和扩张，可被镇静药缓解。假阵缩是正常的生理现象，有人认为这种假阵缩有助于宫颈的成熟，是分娩发动前的一种准备活动。尽管如此，过频的假阵缩也可能让孕妇在整个妊娠期草木皆兵、精神紧张，还会干扰孕妇休息，使孕妇临产前疲惫不堪，尤其是没有分娩经验的初产妇。

2. 轻快感

轻快感又称"释重感""腹部轻松感"或"胎儿下降感"。轻快感的产生是由于胎儿的先露部下降并且与小骨盆衔接，以及羊水量减少，造成子宫底位置下降，使子宫对膈肌的压力降低。孕妇自觉呼吸较以前轻快，上腹部比较舒适，食欲改善。与此同时，妊娠期的水潴留逐渐减少。初产妇的轻快感比经产妇明显一些。由于先露部下降衔接的时间不同，从轻快感的出现至分娩发动的时间间隔差异很大，所以它不是一种"靠谱"的临产征象。

3. 见红

在接近分娩时，部分产妇可见阴道有少量的血性分泌物排出，称为"见红"。有时还可以同时排出黏液栓。这是由于在接近分娩时，子宫下段形成，宫颈已成熟，在宫颈内口附近的胎膜与子宫壁分离，毛细血管破裂所致。如有宫颈黏液栓排出则是宫颈开始扩张的信号。见红是分娩即将开始的可靠征象，大多数产妇在 24 ～ 48 小时内产程发动。见红的出血量一般很少，如超过月经量应考虑有无妊娠晚期出血，如前置胎盘等。见红后应去医院检查。

除了以上几种典型的临产征兆外，临产前还可以有以下表现：①腹坠腰酸：胎头下降使骨盆受到的压力增加，腹坠腰酸的感觉越来越明显。②大小便次数增多：胎儿下降压迫膀胱和直肠，小便之后仍有尿意，大便之后也不觉舒畅痛快。③自子宫颈口及阴道排出的分泌物增多。④胎动减少：胎动此时不如以前明显，不必为此感到不安，这是由于胎位已相对固定的缘故。但如持续感觉不到胎动，应马上寻求医生帮助。⑤体重增加停止：有时甚至有体重减轻现象，这标志着胎儿已发育成熟。

【临产】

临产又名临盆、临月、临草、临蓐、卧蓐、坐蓐、坐草、上草等，后几种称谓都是描述动物或早期人类的临产事件。经历了十月怀胎的征途之后，这场一朝分娩的战役开始的标志是什么呢？

一般认为，临产开始的标志是规律而且逐渐增强的子宫收缩，持续30秒或30秒以上，间隔5～6分钟，并且伴随进行性的宫颈管消失、宫口扩张和胎先露部下降。俗话说"天要下雨，娘要嫁人"，临产也是一种不可阻挡的事件，即使用强力镇静药物也不能逆转这一过程。

正是：

> 大幕未启锣鼓响，先兆临产三征象。
> 顿觉轻松与见红，宫缩规律将出场。

临产后孕妇就进入了分娩过程。这一神秘而奇妙的过程分为几段，孕妇需要注意什么，接生者会有哪些作为？请看下回分解。

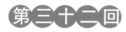

第三十二回

演兵疆场：聊一聊分娩的三个产程

正式临产之后的分娩过程被分为 3 段，称为"3 个产程"。简单地说，第一个产程是产道尤其是宫颈的准备过程，宫口从闭合逐渐扩张到开全（直径 10 厘米左右），正常情况下多在 11～12 小时。第二产程是胎儿从产道娩出的过程，从宫口开全开始到胎儿娩出为止，正常情况下多在 2 小时之内。第三产程是胎盘娩出的过程，正常情况下应该在 30 分钟之内。

古代把女人生小孩称为过"鬼门关"，又说孩子的生日是母亲的受难日。随着医学技术的发展，分娩的安全性已经大大提高。但我们不妨仍把分娩比成一场没有硝烟的战争，从出现规律而且逐渐增强的子宫收缩开始，直到胎儿、胎盘全部娩出，就是战争的起点和终点，医学上称为"总产程"。不同女性之间总产程的差异很大，没有经历过分娩的女性朋友，不妨纸上谈兵，熟悉一下，有惊险更有惊喜；经历过分娩的女性，可以放松心情，回忆一下，有痛苦更有甜蜜；无法体会分娩乐趣的男性，也不妨了解一下自己在来到人世过程中妈妈经历的一些事情。

【分娩的 3 个阶段】

总产程即分娩的全过程，是指从出现规律而且逐渐增强的子宫收缩开始，直到胎儿、胎盘全部娩出，被人为划分为 3 阶段，称为"3 个产程"。

1. 第一产程

第一产程又称"宫颈扩张期"，指从正式临产开始直到宫口完全扩张，即开全（10 厘米）为止。这是为胎儿经阴道娩出打开道路的战役准备阶段，是整个分娩过程最长的一段时间。第一次生小孩的产妇（初产妇）宫颈比较紧，宫口扩张缓慢，一般需要 11 ~ 12 小时；有过分娩经历的产妇（经产妇）宫颈较松，宫口扩张较快，一般需要 6 ~ 8 小时。

2. 第二产程

第二产程又称"胎儿娩出期"，指从宫口开全到胎儿娩出的过程。这是胎儿与母体配合发起总攻，从母体中脱离的决战阶段。初产妇一般在 1 ~ 2 小时内完成；经产妇则较快，通常几分钟就完成，但也有长达 1 小时甚至更长的，后者多半是胎儿的位置有异常。

3. 第三产程

第三产程又称"胎盘娩出期"，从胎儿娩出到胎膜、胎盘完全娩出的过程，是清扫战场的时期。一般数分钟至 10 分钟即可完成，不应该超过 30 分钟。

【临产之后，产妇需要注意哪些问题】

1. 不过分紧张

痛并快乐着，是对将为人母的女性分娩过程的贴切写照。临产后，产妇或多或少会有一些不适，包括宫缩引起的阵痛，不要过于紧张甚至恐惧，否则会影响子宫的收缩和产程进展。产妇可以体会胎动情况、子宫收缩、阴道流血及流水等，注意有无头疼、视物模糊、心慌、呼吸困难等，如有异常及时与医护人员沟通。如果宫缩密度不是太大，可在家属陪同下，于病区散散步，促进产程进展。

2. 注意饮食

临产宫缩的英文为"labor"，也有劳动的意思。的确，分娩对产妇而言就是一次重体力劳动，所以必须有足够的体能，才能有良好的子宫收缩，宫颈口开全后才能把孩子生出来。如果产妇不吃东西，甚至连水也不喝，就会造成脱水，引起全身循环血容量不足，供给胎盘的血量也会减少，引起胎儿宫内缺氧。因此，临产后产妇应进食高能量、易消化的食物，如牛奶、巧克力等，必要时输入葡萄糖补充能量。

3. 注意排尿

膀胱在子宫的前方，充盈的膀胱可阻挡胎头下降的道路。有的产妇不习惯在床上排尿，有的因宫缩的疼痛而忽略排尿，或者胎头压迫而排不出尿。胎头压迫充盈的膀胱，时间久了会发生血尿，更严重的还可发生膀胱阴道瘘。可用一些方法帮助产妇排尿，如打开水龙头用流水声诱导、热敷或按摩耻骨联合上方等。如果仍不成功，则可能需要导尿。

【临产之后，接生者会有哪些作为】

"十月怀胎，一朝分娩。"临产和分娩是整个妊娠过程中最关键和最激动人心的时刻，意外也常常发生在这一时期。医护人员会更为频繁地观察产妇的血压、脉搏、体温；会定期听胎心（第一产程一般 1 小时 1 次，第二产程 5～10 分钟 1 次）或者连续做胎心监护；会检查子宫收缩的间歇、持续时间及强度；定期阴道检查，评估宫口开大的情况和胎头下降的情况，判断产程进展是否顺利。

阴道检查可以清楚扪及宫颈开大程度、软硬度和胎头位置，胎头有无变形以及与骨盆的关系，根据检查情况决定是否使用缩宫素加强宫缩、阴道助产或剖宫产。

判断宫内胎儿安危最常用的手段是胎心监护。胎儿缺氧时，胎心会出现变化。胎心监护仪已经逐步在很多医院普及，它是利用多普勒探头，固定于产妇腹部（听胎心最清楚的部位），连续地记录胎心信号，并记录在胎心监测的图纸上，可以连续了解胎心变化和子宫收缩情况。接生者可以根据胎心与宫缩变化之间的关系来判断宫内胎儿是否缺氧。

羊水性状是判断胎儿安危的另一项常用指标。多数产妇是在产程中，胎膜破裂后羊水流出，正常的羊水为半透明乳白色，内含白色胎脂、胎儿的毳毛及脱落的上皮。当少量胎粪混入羊水时，羊水变为黄色；当大量胎粪排出到羊水中而羊水又较少时，羊水可变为绿色甚至深绿色。正常头位分娩的胎儿，产程中不应该有胎粪，只有在缺氧情况下胎粪才排出。如果胎儿娩出时吸入这种羊水后就可能造成窒息，接生者会根据羊水性状决定后续处理方式。

【何时进入产房，需要注意什么】

宫口开全之后就进入第二产程。胎儿已经到达产道出口，1～2小时后就要"横空出世"，这时产妇就需要进入产房，躺在产床上。这期间胎心容易发生改变，医护人员会更频繁地听胎心或连续做胎心监护。产妇在经历长时间宫缩之后可能会比较疲劳，宫缩乏力，可在宫缩间歇期喝水和进食补充体能。如果宫缩不好，可能需要用缩宫素加强宫缩。

将偌大的胎儿硬生生地挤出母体之外的分娩过程不仅需要强有力的子宫收缩，还需要产妇配合宫缩屏气，利用腹肌力量，像排大便一样向肛门会阴方向用力推动才能完成。有时接生者会在产妇的腹部适当加压，这种土法接生的招数在现代接生中用得不多，但如果用得恰当，也能助筋疲力尽的产妇一臂之力。

到了一定时候，即胎头露于阴道2厘米～3厘米（称为"着冠"），接生者就该出手了。接生者会消毒、冲洗产妇外阴，铺无菌巾单。铺好巾单后产妇尽量不要随意扭动身体，手不能触碰消毒区域。在胎头即将娩出的瞬间，产妇需要和接生者密切配合，有宫缩时张嘴哈气，不再用力，以免会阴撕裂。助产士的英文是"midwie"，意思是半个妻子。但我以为，更应该是"midmother"——半个妈妈。不是吗?

　　以上就是关于分娩 3 个产程及医生、护士需要做的工作的简单介绍。正是:

> 沙盘演兵熟疆场,产程有三简单讲。
>
> 临产之后放轻松,千古之道自然畅。

　　胎儿的娩出标志着第二产程的结束,但产妇还需要在产床上待一段时间等待胎盘娩出,也就是第三产程。继续讨论之前,我们不妨稍作停顿,将画面拉近些,回放一下小家伙从妈妈肚子里出来的过程中要完成哪些动作,都要遵循什么样的规矩。请看下回分解。

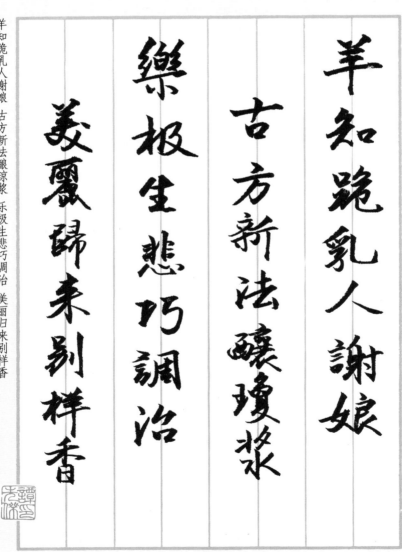

羊知跪乳人谢娘　古方新法酿琼浆　乐极生悲巧调治　美丽归来别样香

羊知跪乳人謝娘

古方新法釀瓊漿

樂极生悲巧調治

美麗歸来別样香

入世之路多规矩

大功告成尚言早

善始善终清战场

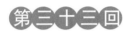

入世之路：谈谈阴道分娩的一些事

　　大多数胎儿都能通过阴道这一自然途径而安全降生人世。将胎儿从温暖的母体挤出到人世间，需要母儿配合，需要实力，需要"运气"。胎儿降生过程中需要遵循一些规矩，主要是为适应母体骨盆、宫颈和阴道形状被动完成一系列动作。让我们一起聊聊经阴道自然分娩的那些事。

【影响分娩的因素】

　　成功经阴道自然分娩需要母体和胎儿双方多种因素的匹配，这些因素包括：①产力：产力是指将胎儿及胎盘从子宫内逼出的力量，包括子宫收缩的力量（宫缩），腹肌和膈肌收缩力（腹压），以及肛提肌的收缩力，其中宫缩最为重要。②产道：产道是指胎儿娩出的通道，分为骨产道和软产道。由多块相互连接的骨性结构形成的骨盆为骨产道，其大小和形状与分娩关系密切；软产道指宫颈和阴道，对分娩的影响稍小。③胎儿：胎儿也是决定分娩是否顺利的重要因素。如果骨盆正常但胎头径线过大，也会由于骨盆相对狭窄而影响分娩。有时胎儿体重并不大，但胎儿位置（胎位）异常，也可影响分娩。

除了产力、产道和胎儿这三大影响分娩的客观因素外，精神心理因素对分娩的影响同样非常重要。尽管分娩属于生理现象，但对产妇的确是一种强烈的应激反应。有的初产妇通过非正常渠道接触一些与分娩有关的负面信息，产生怕痛、怕难产、怕胎儿畸形、怕有生命危险等担忧，临产后处于焦虑、不安和恐惧的精神心理状态，机体会产生相应变化，从而影响分娩过程。

反之，积极的精神心理因素对分娩的促进作用是巨大的，甚至超乎想象。我曾经记录过这样一个故事：

母爱之 2.29

1996 年的 2 月是 29 天，28 号当天，我在产科值班，晚上 11 点多查到一位看似瘦弱的初产妇，宫颈口开 4 厘米，距离分娩一般还需 2～4 小时。准妈妈恳求我，能否让小孩快点儿生出来，否则孩子以后每 4 年才过 1 次生日。我检查评估后说，只要配合好，就有希望。结果，产妇使足全力，孩子于晚上 11 点 59 分降生！母子平安。

【分娩机制】

多数胎儿是以头朝下的姿势从母体分娩出来，俗称"倒着生"，医学上称为"头位分娩"，占所有分娩的 95% 以上。少数胎儿是以头朝上、臀部或脚朝下的姿势分娩，俗称"立着生"，医学上称为"臀位分娩"。无论哪种姿势分娩，胎儿在通过母体的骨盆、宫颈和阴道的过程中，为了适应产道的形态，在子宫收缩力、腹肌及膈肌收缩力和肛提肌收缩力的驱动下，都会被动进行一连串适应性转动，反复试探，以最小直径通过产道。这一套动作称为"分娩机制"。

新入行的产科大夫需要学习两件事。第一就是像飞行员拿着飞机模型练习拉升、俯冲一样，医生拿着塑料的胎儿模型，在女性骨盆模型上模拟胎儿通过产道的动作：衔接、下降、俯屈、内旋转、仰伸、复位及外旋转，直到胎肩及胎儿娩出。这套动作的演练非常重要，分娩过程中胎儿在产道中走的就是这一路径，明确这些动作后，接生者才能在恰当的时候提供正确的帮助。第二是判断宫口开大程度和胎位。练习时要闭着眼睛用手指去摸一个有不同直径宫口的模型来判断直径。以前检查产妇宫口开大情况是通过肛门检查，方便之处是不用消毒。医生戴着手套将一根手指伸入产妇肛门，隔着阴道和直肠之间的一层组织，在宫颈口上划拉一圈，判断宫口大小并摸出胎儿头部的方位。通过这种隔靴搔痒的肛门检查来判断宫口开大程度和胎位极其考验医生的功夫和神经。我曾经带教过一个刚毕业的姑娘，由于总是担心肛门检查不准确，持续紧张之下竟然几个月不来月经，可想而知压力有多大！

现在，判断宫口开大程度的方法主要是阴道检查。消毒外阴后，两个手指伸入阴道，检查宫口大小和胎儿方位，准确性比肛门检查要高很多。最初人们担心阴道检查会增加感染机会，但后来认识到肛门检查过程中将阴道后壁顶起来检查，细菌更容易被带入宫腔。另外，还有孕妇反映肛门检查比阴道检查更难受。这很好理解，因为性生活已经让阴道适应了扩张。在一位教授力挺下，令新手医生紧张、令病人难受的肛门检查终于被阴道检查取代。阴道检查可以确定宫口开大情况、胎儿方位、胎头下降程度，以此判断产程进展是否顺利。

【顺产与难产】

如果产力、产道、胎儿三因素都正常，或者虽不正常但能相互适应，或者说相互将就（比如胎儿稍大但产妇产力很好），或者胎儿虽大但产妇骨盆也大，产妇骨盆虽小但胎儿也小，而且孕妇精神心理状况良好，分娩进程正常，胎儿、胎盘顺利娩出，称为"顺产"，俗称"平产"。如果这些因素中任何1个或1个以上的因素发生异常，或者尽管都在正常范围但相互不能适应，致使分娩过程出现困难，称为"异常分娩"，又称"难产"。

发生难产时，接生者需要采取特殊的手法或器械帮助胎儿尽快娩出，如手转胎头、胎头吸引或产钳助产等。如果判断准确，手法得当，自然分娩成功率较高。但有的时候，自然分娩进行到一定阶段后，评估判断胎儿无法通过阴道娩出，或者即使采取了助产措施仍不成功，则需要采取人工途径的分娩方式——剖宫产。当然，还有一部分孕妇在临产前，医生就判断出不能自然分娩而需要剖宫产。

以上就是关于阴道分娩过程的简单介绍。正是：

入世之路多规矩，自然分娩道路长。

产力产道与胎儿，巧妙配合母子康。

可以说，在现代医学的保障下，大多数产妇的阴道分娩过程都是正常的，但少数孕妇也可能出现一些异常的紧急情况。分娩过程中都会出现哪些紧急情况，自然分娩好还是剖宫产好？请看下回分解。

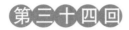

变幻无常：分娩过程中的重要情况

　　分娩过程是有规矩的，但分娩过程瞬息万变，很多因素都可能导致阴道分娩困难，出现难产，危及母儿生命。因此，产程中需要根据检查情况随时调整方案，该助产就要助产，该剖宫产的时候果断剖，教条主义害死人。

　　胎儿离开母体来到这个世界上有两种途径：一种是自然途径，胎儿通过宫颈和阴道娩出母体，称为"阴道分娩"，或称"自然分娩"；另一种是人工途径，医生在孕妇腹部和子宫切开一个口子，将胎儿从子宫中娩出，俗称"剖腹产"，专业术语为"剖宫产"。

　　阴道分娩是一个比较漫长的过程，而剖宫产则走了捷径，因此受到很多现代女性的青睐。但剖宫产毕竟是一种手术，需要满足一定条件（手术指征）才能进行。到底是剖宫产好还是阴道分娩好，不能一概而论。如果孕妇的产力、产道、胎儿匹配好，精神心理因素正常，当然首选阴道分娩，产妇恢复起来比剖宫产快。如果这几个方面不匹配，导致难产的可能性大，那么剖宫产对胎儿而言更为安全。

　　但是，决定分娩是否顺利的因素是否匹配，有的时候很明显，如产妇有严重疾病、明显的巨大儿、明显骨盆小等，而有的时候只有在试产过程中才能判断。医生不是神仙，不可能百分之百判断准确，生不出来而改成剖宫产的情况也不少，这种情况往往会引起产妇和家属的不满，这也是产科医生风险高的原因。

分娩过程中的情况千变万化，简单谈谈几个重要的问题。

【胎心监护】

现代产科，分娩过程中或晚孕期会使用一种名为"胎儿心电监护"的仪器。仪器通过超声波感受器和压力感受器来记录胎儿的心率变化和母体的宫缩压力变化，以一种类似心电图的曲线图来表示结果。正常胎心率为每分钟 120 ～ 160 次。没有波动反而不好，称为"基线平直"，是胎儿宫内储备功能不足和缺氧的表现。胎儿受到声音或光线刺激后心跳会加快，称为"加速"，是胎儿反应良好的标志。如果在宫缩的同时或宫缩之后，甚至没有宫缩时，也出现胎心率下降，称为"减速"，进一步分为早期减速、晚期减速和变异减速，后两种是胎儿宫内缺氧的表现。

但是任何高科技都有缺陷，有时胎心监护提示胎儿缺氧，新生儿却哇哇大哭，状况良好；有时全程监护提示胎心良好，新生儿却发生窒息。尽管现代医学技术比较发达，但分娩这事还有很多难以掌控的地方，类似于黑箱。患者和家属重视的是结果，过程中的酸甜苦辣，只有值班医生知道。

【胎儿窘迫】

胎儿窘迫是由于胎儿缺氧所致，是引起围产儿死亡的首位原因。分娩过程中一旦出现胎儿窘迫，医生会采取紧急措施，实施阴道助产或剖宫产，并做好新生儿抢救准备。

引起母体血液氧气含量不足的慢性疾病（高血压、慢性肾炎、妊娠期高血压疾病、贫血、心脏病），产程中引起子宫胎盘血运受阻的急性原因（缩宫素使用不当引起过强宫缩、第二产程延长、羊水过多、多胎妊娠引起子宫过度膨胀、胎膜早破后脐带受压等）都可引起胎儿窘迫；胎儿本身的心血管疾病或其他畸形，脐带和胎盘的功能障碍（脐带绕颈和打结、胎盘功能低下或形状异常）也可引起胎儿窘迫。急性窘迫主要发生于分娩期，多因脐带因素（如脐带脱垂、绕颈打结等）、胎盘早剥、宫缩过强且持续时间过长等引起。

胎心变化是胎儿窘迫首先出现的症状。胎心率首先变快，有力而规则，继而变慢，弱而不规则，故在发现胎心变快时就应提高警惕。胎心率持续在每分钟 160 次以上或 110 次以下均不正常。有条件者应连续进行胎心监护，根据胎心减速与宫缩的关系来判断是否有胎儿窘迫。

胎儿在缺氧情况下会引起迷走神经兴奋，使肠蠕动增加及肛门括约肌松弛而致胎粪排出，导致羊水呈草绿色。胎动异常活跃是胎儿缺氧时的一种挣扎现象，随缺氧加重胎动可减少，甚至停止。

【脐带绕颈】

脐带绕颈是指脐带在胎儿颈部缠绕了一圈或多圈，大约每 5 个胎儿中就有 1 个脐带绕颈。绕颈的原因通常是腹中的胎儿"淘气"，在转身翻腾的胎动过程中，脐带缠绕到胎儿的颈部，就像清朝时人们将辫子绕在脖子上一样。临产之前很难判断脐带绕颈是否对胎儿造成危险，多数时候需要在产程中"边走边瞧"。有人认为脐带绕颈会把胎儿勒死，其实不是这样。由于宫内胎儿的氧气并不是呼吸获得，脐带不会真的把胎儿勒成窒息，但脐带绕颈后，脐带相对变短，胎头下降过程中，脐带因牵拉而张力增加、血流减少，进而引起胎儿宫内缺氧。

【羊水栓塞】

羊水栓塞是由于羊水及其有形物质进入母体血液循环引起的病势凶险的产科并发症，能导致产妇死亡，所幸临床上较为少见。病因多为子宫收缩过强（缩宫素静滴引产），宫内压力高（羊水过多），在胎膜破裂或破裂后不久，羊水经裂伤的子宫颈内膜静脉进入母血循环所致。

羊水栓塞发病迅猛，抢救成功的关键在于早诊断和早处理，而熟悉发病诱因和前驱症状是早诊断的关键。多数病例发病时常首先出现寒战、烦躁不安、咳嗽、气急、发绀、呕吐等症状。如羊水侵入量极少，则症状较轻，有时可自行恢复；如羊水混浊或侵入量较多时相继出现典型的临床表现，并迅速休克，部分患者血压回升后，出现血液不凝，导致产后大出血，还可出现肾、肺、心功能衰竭。

【自然分娩还是剖宫产】

对于医学上无法经阴道分娩，或者阴道分娩过程中出现母儿危急情况而需要尽快结束分娩，同时不具备阴道助产条件者，剖宫产提供了替代的分娩途径，这是剖宫产的医学指征。在当前的人口政策下，为了最大程度地保证满意的妊娠结局，很多女性选择剖宫产，因此社会因素是当前国内剖宫产率居高不下的主要原因之一。

必须清楚，剖宫产毕竟是一种需要打开腹腔的手术，对母体有一定危险，对胎儿也并非百利而无一害。如果能够阴道分娩，最好的选择还是阴道分娩。但如果阴道分娩条件不好，不必过于教条而抵触剖宫产。

假设孕妇能够经过阴道分娩，阴道分娩有哪些好处呢？①胎儿由子宫内依赖母体生活，到出生后的独立生活，是一个巨大的转变，这一转变必须有一个适应的过程。②胎儿经阴道自然分娩，子宫有节奏地使胎儿胸部受到压缩和扩张，使出生后婴儿的肺泡富有弹性，容易扩张。当胎儿经过阴道时，胸部受压，娩出后胸腔突然扩大，有利于胎儿出生后的呼吸建立。③阴道分娩产后感染、大出血等并发症较少，产妇体力恢复很快。

假设孕妇可以经过阴道分娩但实施了剖宫产，有哪些不好之处呢？①分娩时胎儿未经过阴道挤压，不利于新生儿呼吸的建立，肺部发生病变的可能性略大。②剖宫产使产妇经历了一次较大的手术，失血比阴道分娩多，产后恢复较慢。③手术造成的创伤和出血，使产妇身体虚弱，发生感染的机会较多。④手术过程有可能损伤腹腔及其他器官，造成日后的继发性肠粘连。⑤子宫在术后留有瘢痕，如果再次怀孕，有发生子宫破裂的危险。

为了推崇甲而将乙一棍子打死、非白即黑的做法是不科学的。坦率地说，随着手术技术的进步和麻醉技术的提高，剖宫产的安全性已经很高，遵循"两害相权取其轻，两利相权取其重"的原则，如果存在医学指征，对剖宫产不必过于担心。这些医学指征包括：产妇骨盆狭窄或畸形；胎儿过大，无法通过产妇的骨盆；分娩过程中胎儿出现宫内缺氧，短时间内无法顺利娩出；产妇患有严重的内科疾病，无法承受自然分娩；高龄初产是需要考虑的一个因素；有多次流产史，胎儿特别珍贵；等等。

以上就是关于分娩过程常见情况的简单介绍。正是：

> 故事最多是产房，有时轻松有时忙。
> 是顺是难多斟酌，风云变幻少圆方。

无论胎儿是经阴道自然分娩，还是通过剖宫产分娩，胎儿的娩出都标志着第二产程的结束，但产妇还需要在产床上待一段时间等待胎盘娩出。对于产妇而言，任务已然完成。然而，接下来的几分钟或十几分钟，对新生儿而言可谓性命攸关，也是接生者最紧张、最忙碌的时段！接生者会给新生儿和产妇提供哪些帮助呢？请看下回分解。

附：一名妇产科医生谈"产妇死在手术台，医生护士全失踪"新闻中被忽略的一些医学知识

2014 年 8 月 12 日，某报的官方微博发了一则带有愤怒表情的新闻，点燃了全国人民的怒火。作为妇产科大夫，我觉得有责任说几句话。目的是希望人们在被这条新闻引发怒火之时，得到一些科普知识，从而理性思考和评判。

先来看某报刊官方微博上这则让万千公众义愤填膺的新闻吧。

【产妇死在手术台 医生护士全失踪 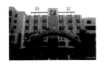】湖南一产妇在湘潭县妇幼保健院做完剖腹产手术后，被院方数次通知家属情况危急。丈夫等待至无人回应后冲入手术室。却看到妻子赤裸躺在手术台，满口鲜血，眼含泪水没了呼吸。而本应该在抢救的医生护士，却全体失踪了。（华声在线）http://t.cn/RPOSmP6

对此，我有以下话要说：

首先，作为医生，对遭遇不幸的产妇、失去妻子的丈夫、失去妈妈的孩子表示深深的同情。无论具体是什么原因，产妇失去生命都会让医者难过，更让人感到医学的无力和苍白。然后，我想从妇产科医生的角度谈谈这则夺人眼球的新闻背后被忽略的一些医学知识。

以前妇女生小孩被称为过"鬼门关"，不少妇女会因为人类的繁衍而失去宝贵的生命。现代医学的发展，已经能让绝大多数女性轻松通过这一关口，胜算远远高于十拿九稳，甚至要求万无一失。遗憾的是，仍然有一定的死亡概率。

在我撰写中的一本女性健康科普书中，为了舒缓女性对于怀孕和分娩的不必要恐惧，我是这样安慰女性朋友的：在现代医学技术的护航下，怀孕和生小孩是相对安全的，女性朋友们不必过于担心。然而，专家们都说飞机是最安全的交通工具，最近却有一连串的空难报道。所幸的是，人们不会因为害怕空难而放弃乘坐飞机，人类也不会因为怀孕分娩的危险而停止繁衍。因为，毕竟是小概率事件。

剖宫产手术中导致孕妇死亡的情况至少有以下几种：①麻醉意外。②心脑血管意外。③羊水栓塞。④大出血。通常而言，术中大出血给医生留下抢救成功的机会多一些。如果没有合并其他情况，如凝血功能异常或者羊水栓塞，产妇很少会因为出血难以控制而死于手术台上。实在不行可以将子宫切除，出血通常能得到控制。麻醉意外和心脑血管意外都是突然的，很多时候甚至难以预见。正如一个人平时没有问题，但跑1500米或马拉松之后就轰然倒下一样。由于当事的医院没有权威发声（昨天我发出这篇修改前的文字时资讯不多），术中有没有这两种情况，不得而知。

我更怀疑的是另外一种情况，即羊水栓塞，这是一种产科的夺命急诊。据一些圈内微博的零星消息，这位不幸的产妇很可能就是死于羊水栓塞！不妨先通俗地这么说，羊水栓塞其实是胎儿把母亲给谋杀了！为什么呢？

羊水栓塞的定义是分娩过程中羊水突然进入母体血液循环引

起急性肺栓塞、过敏性休克、弥散性血管内凝血、肾衰竭或猝死的严重分娩并发症，发病率为 4/100000 ～ 6/100000。

一般认为，羊水栓塞是由于羊水中的有形物质（胎儿毳毛、角化上皮、胎脂、胎粪）进入母体血液循环引起。羊膜囊内的压力增高（子宫收缩过强）、胎膜破裂、胎盘剥离或者子宫有损伤时，羊水可能通过开放的静脉血窦进入血循环。

目前认为，年龄超过 35 岁才第一次分娩的产妇、多次分娩的产妇、自发或人为的子宫收缩过强、急产、胎膜早破、前置胎盘、胎盘早剥、剖宫产等都可诱发羊水栓塞。典型的临床特征是分娩前后血压骤然下降、组织缺氧和消耗性凝血功能障碍。

在典型的羊水栓塞中，产妇可能突然打寒战，出现呛咳、气急、烦躁不安、恶心、呕吐等症状，继而出现呼吸困难、脸色发绀、抽搐、血压急剧下降、迅速昏迷。病情严重者，产妇仅尖叫一声、打一个哈欠或抽搐一下就呼吸和心跳骤停，于数分钟内死亡。患者度过心肺功能衰竭和休克后，进入凝血功能障碍阶段，表现以子宫出血为主的全身出血倾向，身体各处都可以出血，然后出现肾衰竭。

羊水栓塞的死亡率很高，以前说是 100%，这过于绝对，正如空难中偶尔会有幸存者一样。第八版《妇产科学》说死亡率为60%，但一般认为高达 80%！很多时候，再高明的医生也回天乏术。很多年前，我曾跟随产科前辈成功抢救过一例羊水栓塞的产妇。但是，不是每一次，不是每个大夫、每个病人都有那么好的运气。

对于这则秀下限的新闻，记者王志安先生评论："那位孕妇死亡的新闻竟然有视频，砸手术室门的时候，媒体记者就在现场了。

我要是医生和护士也早就跑了，不跑等着被打死吗？现在这种医患关系，只要死了人，甭管啥原因，打死个医生和护士都不奇怪吧。可在记者的报道中，这变成了玩失踪！"

可以看出，同样是媒体人，责任和良知大不同。报道医疗新闻的记者，能否在发稿前咨询一下专业人士？我认识的一些媒体朋友，在涉及医学的报道时，多会征询我的意见，我总是乐于效劳。

无论调查结果如何，对于产妇的死亡再次表示同情。请相信，任何一个真正的医生，都不会在手术台上故意让病人死亡，正如一个正常的飞行员不会故意把飞机开到山谷一样！理智的公众不要被某些不良媒体的信息误导。

（2014 年 8 月 13 日发布于作者的新浪微博及博客）

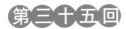

功成尚早：胎儿娩出后的母儿安全

　　胎儿从母体中娩出只是分娩过程的一部分，胎儿在到达一个与母体环境迥然不同的世界后，能否发出惊天动地的第一声啼哭是确定其能否自主呼吸的标志，生命的最初几分钟最为关键。对于产妇而言，还需要等待胎盘的娩出，若不顺利就可能出现产后出血。

　　产妇娩出胎儿后产程还没有结束，才刚刚进入第三产程，即胎盘从子宫剥离并排出体外的过程。这一过程所需要的时间通常是 15 分钟，最长不应超过 30 分钟。这 15 ～ 30 分钟，无论是对新生儿还是产妇，都将面临巨大考验。

　　以头先出来的分娩方式（头位分娩）为例，对于正常的胎儿，头是身体最宽的部分，头部出来之后，身体的其他部分就很容易出来。当胎儿头部出来后，接生者会用手挤捏新生儿口鼻，挤出黏液，防止新生儿在第一声啼哭时将黏液吸入肺中。胎儿完全娩出后，接生者迅速用软布擦拭新生儿面部及口鼻，然后用两把钳子将脐带钳夹后剪断。当确认呼吸道通畅后，接生者会用手轻拍新生儿足底以刺激其啼哭。

　　做这些工作的同时，接生者会对新生儿的状况进行评估，称为"新生儿阿普加（APGAR）评分"，这是判断新生儿窒息及其严重程度的常用方法，它是以胎儿出生后1分钟内的心率、呼吸、肌张力、喉反射及皮肤颜色5项体征（各英文名称的首字母缩写就是APGAR），每项分0、1、2三档，满分为10分。8～10分属于正常；4～7分为轻度窒息，又称"青紫窒息"，需清理呼吸道、人工呼吸、吸氧和用药等措施才能恢复；0～3分为重度窒息，又称为"苍白窒息"，缺氧严重，需要紧急抢救，在喉镜直视下气管内插管并给氧。对于缺氧严重的新生儿，要在复苏后再次评分。1分钟评分是出生当时的情况，反映胎儿在宫内的情况，以后的评分是反映复苏效果。

由此可看出，这几分钟对于新生儿尤其有窒息的新生儿是何等重要！对于产科或者新生儿科医生，责任与压力何等重大！刺激胎儿啼哭的时候，通常是将新生儿双脚拎起来，头朝下拍打脚底。如果新生儿不哭，接生者着急，下手就会重一些。对于这一举动，多数产妇或家属都能理解。但也有因为新生儿窒息没有抢救过来，家属隔着玻璃看见后说是被接生者打死的案例。产科同事开玩笑说，如果小孩哭，医生、护士就会笑，如果小孩不哭，医生、护士就得哭！的确，与飞机起飞和降落一样，胎儿娩出后的几分钟是最考验医生的时刻。

我曾经在产科值过22个月的长夜班（隔天一次），极其考验人，早生的华发就是成果之一。在那段时间，即使我不用上台接生，每一位产妇分娩时我也会待在旁边，直到新生儿正常啼哭为止。有人说这是手艺欠佳、信心不足，我不去反驳，欣慰的是在我值班的两年中，没有一名新生儿因意外送儿科抢救，也没有发生一例严重产科并发症。并非技术高，而是心太小，更是运气好。尽管如此，这一段经历在我脑海中一直难以磨灭，以至于多年以后做梦仍很惊恐。我曾写过这样一条微博：

梦见在产科抢救新生儿，情景之清晰，想梦醒却不能！我不做产科医生10年了，仍然忘不掉那两年隔天一个的长夜班，多次惊险的抢救。比我年轻的大夫说我镇定，其实我比他们还紧张。一个小孩的出生，后面等着几家人，而我是现场最高负责者！那些动不动就骂医生的人，真希望他们也有这些经历。

话说脐带处理完毕，新生儿评价正常后，接生者就会把新生儿抱起来，将其脸和屁股给妈妈看一下，说一声"看看啊，是个千金（或小子）啊"。这是一个医生不经意但产妇会记住的动作。产妇除了想知道新生儿的性别外，还想知道自己的后代是否漂亮。

但很多时候产妇会失望，因为她看到的宝宝，满身油腻甚至带着血迹。让产妇看完之后，接生者就会将新生儿放到保温台上，用温水擦干净新生儿身上的胎脂和血迹，有时甚至需要用到香油才能去掉油脂。另外，还要清洗这个小家伙几个月都没有洗过的油腻腻的头发。但现在观点又有所改变，认为胎脂有利于保护胎儿的皮肤，甚至在出生后第一周都不要给新生儿洗澡。但无论如何，蘸上温水将小家伙的头面部稍微擦拭干净会让他体面一些。

接着在擦净足底部后，将新生儿的足印和产妇的拇指印在新生儿病历上，并做详细的体格检查，系上腕带。腕带上会标明新生儿性别、体重、出生时间、妈妈的姓名和床号。从此，宝宝就成为一个"有身份"的人了。最后将宝宝抱给妈妈，小家伙便开始了人生的第一餐——吸吮乳头，获得初乳。

通常处理完新生儿后，母体的胎盘就开始剥离。当接生者确认胎盘剥离后，会在子宫底部轻柔按摩和下压，并轻轻牵拉脐带，协助娩出胎盘。接生者会仔细检查胎盘，确定没有胎盘组织残留在子宫中。此外，接生者还会按摩子宫，刺激其收缩，以减少出血，同时会观察和测量出血量。如果是剖宫产，由于子宫的切口是开放的，胎儿出来后不会等待15分钟才让胎盘排出，而是给予宫缩剂、按摩子宫和适当牵拉，迅速娩出胎盘。

以上就是新生儿最初会遇到的情况及处理的简单介绍。正是：

> 大功告成尚言早，婴儿啼哭医生笑。
> 窒息抢救数分钟，三生三世忘不掉。

新生儿优先，母亲安全。接生者除了保障胎儿能安全、健康出生外，产妇方面最需要警惕的就是产后出血。出血多少才算产后出血，有哪些原因会导致产后出血？请看下回分解。

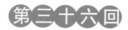

赢在终场：一起简单了解产后出血

如果把瞬息万变的分娩过程比作一场世纪大仗，那么胎儿和胎盘的顺利娩出则只是正面战场的结束，并不意味着烟消云散之后就不存在危险了。产后出血就是一种危急情况，是指胎儿娩出后24小时内出血超过500毫升，居我国产妇死亡原因首位。产后出血重在预防，正确处理，不可大意。

产后出血是妇产科少有的能危及女性生命的急症之一。在以前土法接生的年代和当前缺医少药的地区，生小孩被称为过"鬼门关"的主要原因就是产后出血这一夺命杀手。即使在大中城市，产后出血仍然是引起产妇死亡的首要原因。

无论是自然分娩还是剖宫产，胎儿娩出后24小时之内，产妇都可以有一些出血，但如果超过一定量，就称为"产后出血"。具体而言，自然分娩后出血量不应超过500毫升，剖宫产出血可能会多一些，但目前国际上认为也不应超过1000毫升。引起产后出血的原因很多，主要包括子宫收缩乏力、胎盘因素、产道裂伤和凝血功能障碍。

【产后出血的原因】

1. 子宫收缩乏力

这是引起产后出血最常见的原因。妊娠足月时，血液以平均每分钟600毫升的流量通过胎盘！这是一个惊人的速度，以此速度，仅需要七八分钟，一个人的血就会流得一干二净。当然，人体这台神奇的机器是不会让子宫这么干的。胎儿娩出、脐带被结扎后，母体停止给胎儿供应血液，也就是说从下游把这条通路给暂时封闭了。胎盘开始剥离后，上游的血窦打开，但与此同时子宫肌纤维收缩，而且每次收缩后都比前一次短（称为"缩复作用"），使胎盘剥离面迅速缩小；子宫收缩还使肌层内的螺旋小动脉闭合，开放的血管断端关闭，出血停止。

可以看出，任何影响子宫肌肉收缩和缩复功能的因素，都可能引起子宫收缩乏力而导致产后出血，包括：①全身因素：有的产妇体质虚弱或者合并慢性全身性疾病，还有的产妇听了一些关于分娩的不健康宣传，精神过度紧张，这些都可能影响子宫收缩。②产科因素：产程延长使产妇体力消耗过多，前置胎盘、胎盘早剥、妊娠期高血压疾病、宫腔感染等使子宫肌层水肿，影响收缩。③子宫因素：尽管子宫是一个伸缩性很大的器官，但伸缩性也不是无限的。如果多胎妊娠、羊水过多、巨大胎儿等把子宫长时间撑得过大，子宫的肌纤维过分伸展，也影响收缩。另外，如果子宫的完整性受到过破坏，例如剖宫产、子宫肌瘤剔除术或分娩次数过多，收缩功能自然会受影响。子宫本身的异常（例如子宫畸形和子宫肌瘤）也影响子宫收缩。④药物因素：临产后过多使用镇静剂、麻醉药或抑制子宫收缩的药物也能影响子宫收缩。

2. 胎盘因素

通常而言，胎盘多在胎儿娩出后15分钟之内娩出，若胎盘没有及时排出，子宫不能进一步缩小，开放的血窦无法完全关闭，就会导致出血。胎盘不能及时排出的原因很多，有时是因为产妇膀胱充盈压迫子宫而挡住了胎盘的去路；有时是因为产程中为了增强宫缩而用了某些药物，使子宫下端的子宫肌异常环形收缩，妨碍了胎盘的排出；如果胎盘剥离不全，部分剥离而部分没有剥离，剥离部位的血窦开放，也会引起出血。

胎盘是胎儿的附属物，对于子宫而言是外来户，所以它与子宫的结合关系不是很紧密，类似于松散地外挂于子宫肌层。如果胎盘与子宫肌层的关系过于紧密，就可能出现问题。有时胎盘的绒毛类似粘扣的机制粘于子宫肌，称"胎盘粘连"；有时用类似铆钉样的机制扎入肌层，称为"胎盘植入"；有时更为过分，绒毛穿"墙"而过达到子宫外表面的浆膜，称"穿透性胎盘植入"。这些情况都使胎盘无法顺利剥离，引起产后出血，尤其是胎盘植入。

哪些原因会引起胎盘植入呢？子宫内膜损伤是主要原因，如多次人工流产、宫腔感染、反复分娩等原因导致胚胎赖以生长的"土壤"不够肥沃，绒毛只好向深部发展。沙漠植物的根都很深而且多，目的就是向下、向外发展以获得更多水分。当胎盘遇上有损伤的子宫内膜后，情形恰与此类似。或者，虽然作为"土壤"的子宫内膜没有问题，但在解剖结构上有不太肥沃的地方，如子宫下端、宫颈部或子宫两侧（宫角），当胚胎在此落户之后，胎盘就会向深部发展。还有，如果子宫有手术史（剖宫产、子宫肌瘤剔除术、子宫整形），也可能引起胎盘植入。

3. 软产道裂伤

如果软产道裂伤后没有被及时发现，也可导致产后出血。例如阴道手术助产、巨大胎儿分娩、急产、外阴或阴道静脉曲张、水肿，或者产妇年龄大、产道弹性差等，都可能导致分娩过程中产道撕裂。

4. 凝血功能异常

凝血功能异常也可以引起产后出血。血液病和肝脏疾病等内科疾病会引起凝血功能异常。产科疾病如胎盘早剥、死胎、羊水栓塞、重度妊娠高血压疾病等，会导致全身血液不凝的状态（弥散性血管内凝血），也会引起产后出血。

【产后出血的征象与处理】

列举这些可能引起产后出血的原因，是因为产后出血的防治关键是提前预防、早期发现和及时处理。那么，哪些征象需要警惕产后出血呢？

如果胎儿娩出后产妇出现较多阴道流血，甚至失血性休克、严重贫血等症状，需要考虑产后出血的可能。接生者首先需要估计产后出血量，目测的方法不准确，可以采用特殊方法，包括将胎儿娩出后接血的敷料湿重减去接血前的干重再乘以一个系数（称重法）、用产后接血的容器收集血液放入量杯测量（容积法）、按接血纱布的血湿面积计算（面积法）和休克指数法等，然后根据阴道流血的发生时间和特点判断失血的原因，并进行针对性处理。

对子宫收缩乏力引起的产后出血，主要是用各种办法加强宫缩，如按摩子宫和给予宫缩剂，往子宫腔里填塞无菌纱条或球囊压迫创面（宫腔填塞），阻断子宫血管（子宫动脉栓塞），开腹结扎供应子宫的动脉（髂内动脉），万不得已舍车保帅，切除子宫。

对胎盘因素引起的产后出血，主要是想办法让胎盘尽快排出，可能会使用徒手剥离胎盘和刮宫。如果是胎盘植入，若止血无效也需要切除子宫。有凝血功能障碍者，需要内科协助处理。对于软产道损伤，缝合裂口后即可达到止血目的。

不要小看软产道裂伤，它导致的产后出血同样严重。说到这里，讲一个来源于进修医生的故事。夫妻双方都在医院后勤工作，妻子在产科顺利分娩，但第二天却因失血性休克而进行输血抢救！原来，因为是熟人，医生、护士就没有按常规去检查铺在产妇臀部下面用于观察出血量的垫子（会阴垫），而夫妻俩又觉得总是打搅医生、护士不好意思，垫子湿了自己就换下来扔了。第二天医生查房看到产妇脸色很不好，检查发现侧切缝合的地方一直在出血。责任医生因此受到处罚，真是阴沟里翻船。

正是：

善始善终清战场，产后出血是恶狼。

多因一果细分析，及时处理系良方。

一般人对于产后出血了解这么多绰绰有余了。随着医疗条件的改善和产科水平的提高，产后出血的发生率大为下降，危及生命的情况更是罕见。从生物学角度，产妇也有本能渡过这一险关，因为小家伙已经嗷嗷待哺，岂能铁石心肠离他而去！妈妈们都为小家伙准备了什么样的食品呢？请看下回分解。

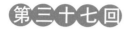

健康天成：大力提倡推广母乳喂养

> 古人云：羊有跪乳之恩，鸦有反哺之义。前半句说的是小羊吃奶的时候是跪着的，以感谢母羊哺育之恩。对于新生儿而言，母乳也是最自然、最健康的食品，是其他任何食品无法替代的，故应大力提倡母乳喂养。让我们一起看看母乳喂养都有哪些好处。

这是一个道法自然、崇尚复古的时代。有的复古行为让人难以理解，比如不用高级数码相机而非要摆弄老式胶卷相机，不开自动挡车而非要玩手动挡车，但在新生儿的口粮方面，在各种奶粉大行其道若干年之后，提倡母乳喂养倒是值得推崇的。大量研究证实，母乳是妈妈为宝宝准备的最好食品，其他任何食品都无法比拟。具体而言，母乳喂养有以下好处。

1. 母乳为婴儿提供营养及促进发育。母乳中所含物质营养均衡、配比自然，适合婴儿消化吸收，利用度也很高，而且母乳的质和量会随着婴儿生长及发育的需要发生相应改变，是天下女性为自己的宝宝提供的最佳食品。

2. 母乳能提高婴儿的免疫能力，抵御疾病。母乳喂养能明显降低婴儿腹泻、呼吸道和皮肤感染的发生率，母乳含有多种对抗疾病的成分（免疫球蛋白和免疫细胞），包括分泌型免疫球蛋白、乳铁蛋白、溶菌酶、双歧因子等，还包括巨噬细胞、淋巴细胞等直接可以对抗病原体的细胞，是一种含有"天然药物"的食品。

3. 母乳喂养可减少婴儿过敏现象。母乳中有一些特殊的抗体，可大大减少婴儿过敏现象的发生。如果使用替代品喂养，就容易产生各种过敏现象，影响婴儿健康成长。

4. 有利于婴儿牙齿的发育和保护。吸吮时的肌肉运动有利于婴儿面部正常发育，而且可以预防因奶瓶喂养引起的龋齿。

5. 母乳喂养有利于增进母子感情。俗话说，母子连心。母乳喂养时，婴儿与母亲皮肤频繁亲密接触，母婴之间有很多的目光对视和交流。母亲受到婴儿吸吮乳头的刺激，能增加她对婴儿的关心和疼爱之情。婴儿通过吮吸母乳，与母亲有切肤之亲，会感到安全和快乐，有利于婴儿的心理健康。

6. 母乳喂养有助于防止产后出血。新生儿对母亲乳头的吸吮刺激，不仅能使母亲脑垂体产生一种促进泌乳的特殊物质（催乳素），还会刺激促使子宫收缩的物质（缩宫素）使子宫收缩，减少产后出血，促进恶露排出，预防贫血。

7. 母乳喂养期间闭经，有自然避孕作用。哺乳女性的月经复潮及排卵较不哺乳女性延迟，母体因怀孕期间为胎儿提供营养而减少的蛋白质、铁和其他营养物质在产后闭经期间得以储存，有利于产后恢复，也起到了自然避孕的作用，有利于延长生育间隔。

8. 母乳喂养可降低女性罹患卵巢癌和乳腺癌的风险。研究表明，母乳喂养是影响女性乳腺癌发病概率的重要因素，甚至超过了遗传因素。即使女性有乳腺癌的家族病史，如果母乳喂养超过 6 个月，可以使患乳腺癌的概率降低 5%。

9. 母乳喂养实惠、快捷。母乳喂养不仅经济实惠，而且方便快捷，随吃随有，能满足婴儿进食无规律、少食多餐的需要，而其他的食品喂养很难满足这些要求和条件。

为了保护、促进和支持母乳喂养，世界卫生组织（WHO）提出了《促进母乳喂养成功的十点措施》，包括：

1. 有书面的母乳喂养政策，常规地传达到所有保健人员。

2. 对所有保健人员进行必要的技术培训，使其能实施这一政策。

3. 要把有关母乳喂养的好处及处理方法告诉所有的孕妇。

4. 帮助母亲在产后半小时内开始母乳喂养。

5. 指导母亲如何喂奶，以及在需要与其宝宝分开的情况下如何保持泌乳。

6. 除母乳外，禁止给宝宝吃任何食物及饮料，除非有医学指征。

7. 实行母婴同室，让宝宝和母亲一天24小时在一起。

8. 鼓励按需哺乳。

9. 不要给母乳喂养的宝宝吸橡皮奶头，或使用奶头作为安慰物。

10. 传达母乳喂养支持组织已建立的信息，并将出院母亲转给这些组织。

以上就是关于母乳喂养的简单介绍。正是：

羊知跪乳人谢娘，母乳喂养自然方。

天生好吃能抗病，雨露滋润禾苗壮。

毋庸置疑，对于条件适合的妈妈，母乳喂养有很多好处。但是，也有一些初为人母的产妇在母乳喂养方面会存在困难。如何克服困难、创造条件，让宝宝吃上那口纯绿色、纯天然的母乳呢？请看下回分解。

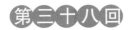

巧酿琼浆：母乳喂养中的一些技巧

刚妊娠时，乳腺已经开始为新生儿的到来做功课，只是有时候人们不知道母乳喂养的技巧，导致母乳喂养出现困难。有哪些古方新法可以提高母乳喂养的成功率？在哪些情况下不必强求母乳喂养？

母乳是婴儿最理想的天然食品，世界卫生组织（WHO）提出保护、促进和支持母乳喂养。那么，如何才能成功地进行母乳喂养呢？

首先，孕前积极进行乳房保养。从怀孕第五个月开始，可以经常用香皂和清水擦洗乳头、乳晕，并在清洗后的乳头及乳晕上涂一层油脂，以使乳房皮肤逐渐柔韧；戴宽松的胸罩，防止胸罩过紧使乳腺发育不良；每次洗澡后在乳头上涂抹油脂，及早向医生请教矫正内陷或扁平乳头的有效方法。

其次，分娩后尽早给婴儿开奶。按照世界卫生组织和联合国儿童基金会的建议，产后30分钟尽可能给新生儿开奶，新生儿与妈妈同室同床，以便按不定时、不定量的哺乳原则按需喂养，使宝宝得到最珍贵的初乳。虽然妈妈可能身心疲惫，乳房也不感到发胀，但一定要及早让新生儿吸吮乳房，以免失去最佳时机。

再次，要随时给宝宝喂母乳。不要硬性规定喂母乳的次数、间隔时长和喂奶量，应该是当婴儿啼哭或觉得该喂了的时候就喂，婴儿能吃多少就吃多少，这样可使母亲体内的催乳素分泌增多，从而使乳汁分泌量增加，还可预防妈妈发生乳腺炎。如果妈妈的身体虚弱或伤口疼痛，可以暂时采用侧卧位喂奶，但不宜经常躺着给婴儿喂奶，否则会影响宝宝下颌发育。

另外，掌握正确的喂奶技巧。喂奶过程中，妈妈要放松、舒适，要让宝宝安静。妈妈可坐在低凳上或床边，如果位置较高，可把一只脚放在一个脚踏上，或身体靠在椅子上，膝上放一个枕头垫高婴儿。然后把宝宝放在腿上，让宝宝的头枕着妈妈的胳膊，妈妈用手臂托着他的后背和臀部，使宝宝的脸和胸脯靠近妈妈，下颌紧贴乳房。接着妈妈用手掌托起乳房，先用乳头刺激宝宝口周皮肤，待宝宝一张嘴，趁势把乳头和乳晕一起送入宝宝的嘴里。最后，让宝宝充分含住乳头及乳晕的大部分，这一点非常关键，光靠叼住奶头吸吮是不可能得到乳汁的，而且宝宝为得到乳汁会拼命吸吮乳头，乳头容易被宝宝吮破。可一边喂，一边用手指按压乳房，以便于宝宝吸吮。

最后，合理摄取丰富的营养。要想乳汁分泌旺盛并营养成分优良，妈妈的热能及营养素的摄入也要相对增加，所以月子里或随后的几个月里每日应多吃几餐，以 4～5 餐较为适合；要特别注意多喝一些能催乳的汤类，这些汤类是祖先传下来的，不信都不行，如炖排骨汤、炖鸡汤、炖猪蹄汤、豆腐汤、青菜汤等；在两餐之间最好饮水或其他饮料。如果少奶或无奶，可请医生推荐一些催乳特餐或药膳。但并非进食得越多越好，因为坐月子时卧床时间多而活动减少，摄入的却主要是高热量或肥甘的食物，如果摄入太多，不仅不能增加泌乳量，反而会造成胃肠不适而使乳汁减少。

可以说，只要注意以上细节，绝大多数妈妈都会生产出足够自己宝宝吃的母乳。但是，世间万物都不绝对，母乳喂养也一样，总有一些产妇想尽办法也没有母乳，或者有母乳但不够婴儿吃。如果小孩饿出了低血糖，体重不长，营养不良，还坚持母乳喂养，这就过于教条了。另外，有些妈妈由于患有内科疾病（如严重的心脏病）、传染病（重型肝炎），或者出现了产科并发症，如产后出血、羊水栓塞、子宫破裂等经抢救后身体极度虚弱时，也不要强求立即母乳喂养，可用配方奶粉过渡一段时间，待产妇身体恢复后再想办法让宝宝重吸母乳。

正是：

产后哺乳多技巧，古方新法酿琼浆。

可怜天下慈母心，只求儿女有健康。

对于绝大多数产妇，一边喂奶一边抚摸孩子娇嫩的皮肤，感受母子之间目光的亲情交流，或者哼着小曲给孩子洗澡，感受孩子日新月异的成长，都是人世间最美好的画面和最幸福的事。然而，也有一部分产妇兴奋地迎接宝宝到来之后，精神状况却出现了问题。原本开朗的人变得沉默，脾气变坏，疑虑、恐惧，严重者甚至有伤害孩子的想法和行动！这到底是一种什么样的情况？需要如何排解？请看下回分解。

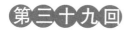

乐极生悲：一起来了解产褥期抑郁

兴奋地迎接宝宝到来之后，有些妈妈的精神却出现了问题。原本开朗的人变得越来越沉默、忧郁，脾气变坏，出现紧张、疑虑、内疚、恐惧等情绪，严重者会有绝望、离家出走、自杀、伤害孩子的想法和行动！这就是产后抑郁，确切的名称是"产褥期抑郁"。

产褥期抑郁症是女性精神障碍中最为常见的类型之一，发病率为15%～30%。典型的产褥期抑郁症是在产后6周内发生，可持续整个产褥期，多数可在3～6个月内自行恢复，但严重的也可持续1～2年，有的甚至持续至幼儿上学前。

其实对多数人而言，从确定妊娠那一刻，担心已经开始。胎囊是否饱满、胎动是否正常、胎儿是否畸形、分娩是否有危险……孩子出生后，行为、语言、学习是否会出问题，等等。对于每位妈妈，这些担心都存在，多半不会造成严重后果，但的确有少数妈妈会因为这些担心和其他因素发生产褥期抑郁症。

【病因】

产褥期抑郁症的确切病因并不清楚，目前认为可能与下列因素有关：

①完美主义性格。由于完美主义的女性对产后当母亲的期望过高以至于不现实，而且在遇到困难的时候不愿意寻求帮助，可能会无法适应当一个新妈妈。②怀孕期间情绪波动。怀孕期间有过严重的情绪波动，如搬家、亲朋离世，或者天灾人祸等因素都容易使孕妇产生产褥期抑郁症。③内分泌因素。在妊娠分娩的过程中，体内内分泌环境发生了很大变化，尤其是产后 24 小时内，体内激素水平的急剧变化是产褥期抑郁症发生的生物学基础之一。④遗传因素。有精神病家族史，特别是有家族抑郁症病史的产妇，产褥期抑郁症的发病率高，家族遗传可能影响到女性对抑郁症的易感性。⑤躯体疾病因素。有躯体疾病或残疾的产妇容易发生产褥期抑郁，尤其是感染、发热对产褥期抑郁的促发有一定影响。

【症状】

患产褥期抑郁症的女性有哪些症状呢?

1. 情绪改变

患者最突出的症状是持久的情绪低落，表现为表情阴郁、无精打采、困倦、易流泪和哭泣。患者常用"郁郁寡欢""凄凉""沉闷""空虚""孤独""与他人好像隔了一堵墙"之类的词来描述自己的心情。患者经常感到心情压抑、郁闷，常因小事大发脾气。在很长一段时期内，多数时间情绪是低落的，即使其间有过几天或 1～2 周的情绪好转，但很快又陷入抑郁。

2. 认知改变

患者对日常活动缺乏兴趣，对各种娱乐或令人愉快的事情体验不到愉快，常常自卑、自责、内疚；常感到脑子反应迟钝，思考问题困难；遇事总往坏处想，对生活失去信心，自认为前途暗淡、毫无希望，感到生活没有意义，甚至企图自杀。

3. 意志与行为改变

患者活动意志降低，很难专心致志地工作。她们可能有远大理想和抱负，但很少脚踏实地去做；她们想参与社交，但又缺乏社交的勇气和信心。患者处处表现被动和过分依赖，心理上的症结在于不愿承担责任。

4. 躯体症状

约80%的病例，以失眠、头痛、身痛、头昏、眼花、耳鸣等躯体症状就医。这些症状往往给人主诉多而易变的感觉，有些症状可以长期存在，但无明显加重或缓解，多随着抑郁情绪的解除而消失。

【诊断】

如何诊断产褥期抑郁呢？

目前认为，具备下列症状5条或5条以上，必须具有①或②条，且持续2周以上，患者自感痛苦或患者的社会功能已经受到严重影响的，就可以诊断为产褥期抑郁。

①情绪抑郁。②对全部或者多数活动明显缺乏兴趣或愉悦感。③体重显著下降或者增加。④失眠或者睡眠过度。⑤精神运动性兴奋或阻滞。⑥疲劳或乏力。⑦遇事皆感毫无意义或有自责感。⑧思维力减退或注意力涣散。⑨反复出现死亡或自杀的想法。

如果分娩后的女性出现上述症状，或者家人觉察到其有不正常表现，就要及时寻求医生帮助。主要是心理治疗，必要时采用药物治疗。预防方面，利用孕妇学校等渠道普及有关妊娠和分娩的医学知识，减轻孕产妇对妊娠和分娩的紧张和恐惧，在分娩过程中给予产妇更多关心和爱护。正是：

产后容易生抑郁，生无可恋少乐趣。
疏导药物都重要，亲人关怀不犹豫。

的确，怀孕、分娩是对女性的一大考验。刚才谈到的产褥期抑郁症毕竟是少数女性可能遭遇的问题，而对于绝大多数女性，怀孕、分娩对身体（包括身材）的考验才是最需要面对的问题。网上一个段子说，深谋远虑的男人最喜欢的就是带着孩子还依然美丽的少妇。究其原因，当姑娘或小媳妇时身材可以非常出众，但不能预测或保证怀孕分娩后依然如此。而那些带着孩子依然美丽的少妇，显然已经经受住了这一考验。那么，分娩后的女性要注意哪些问题，才能让美丽回归、青春返航？请看下回分解。

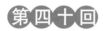

回春有方：产褥期保健和产后恢复

> 有些身体健康、身材曼妙的女性，一次生育就百病缠身、体态臃肿；而有些女性多次生育依然保持健康的身体和姣好的身材。产后能否恢复到孕前状态的确存在个体差异，但只要注意产后保养，尤其是把握产后 6 周这一关键时期，多数女性都能全面恢复。

产褥期指从分娩后至产妇除乳腺以外的全身各个器官恢复到未怀孕状态所需的时间，一般在 6 周左右。传统的"坐月子"是产褥期的前 30 天。妊娠期，孕妇为了胎儿发育以及分娩的需要，全身器官都发生了很大变化，分娩后需要通过一系列调整使之恢复到怀孕前的状态。

【产后身体的变化】

1. 子宫

子宫在产褥期的变化最为明显，子宫逐渐恢复到未孕状态，医学上称为"子宫复旧"，包括子宫体积和重量的缩小，子宫内膜的再生修复，子宫血管、子宫下段和子宫颈的复原。

子宫体积的缩小不是通过细胞数目的减少，而是通过细胞体积的缩小而实现的。胎儿、胎盘娩出后子宫迅速缩小，产后 1 周左右子宫缩小至妊娠期 3 个月大小；产后第 10 天子宫缩小降到骨盆中，从腹部就摸不到了；产后 6 周左右，子宫恢复到怀孕前大小。子宫的重量逐渐减轻，分娩结束时约为 1000 克，产后 1 周约为 500 克，产后 2 周约为 300 克，产后 6 周恢复至 50 克～ 70 克。真是超级神奇的人体器官！

分娩之后，怀孕生子的土壤——子宫内膜也会再生。怀孕之后子宫内膜称为"蜕膜"，分娩之后遗留的蜕膜表层发生变性、坏死、脱落，自阴道排出，称为"恶露"。子宫内膜的基底层逐渐再生出新的功能层，内膜缓慢修复。如果产妇哺乳，会通过反馈作用维持子宫内膜不剥脱，月经不能恢复。如果不哺乳，子宫内膜修复生长到一定厚度就会脱落，月经复潮。

自然分娩过程中子宫颈的变化很大，宫颈口从未孕时直径指尖大小（0.5 厘米）到分娩时直径 10 个指头并排大小（10 厘米），扩张 20 倍左右。胎儿、胎盘娩出后，宫口迅速缩小，皱如袖口，产后 7 天恢复到原来形状，产后 4 周恢复到原来大小。

2. 阴道

自然分娩时，阴道被撑得与胎头一样大小，阴道壁的环形皱襞被彻底拉平，约在产后 3 周重新显现。分娩后阴道壁松弛，张力低下，尽管产褥期会逐渐恢复，但如果不锻炼，产褥期结束后阴道也很难恢复到未孕时的紧张度。后面提到的一种被称为"凯格尔运动"的锻炼对恢复阴道的紧致和盆底组织的张力很有帮助。

分娩过程中，胎儿先露部压迫产妇骨盆底部，使盆底肌肉和筋膜过度伸展，弹性降低，还常伴有肌纤维断裂。如果分娩次数过多且间隔太短，或者产后过早从事重体力劳动，盆底组织的张力就难以恢复，严重者会造成尿失禁和盆腔脏器脱垂。产褥期坚持康复锻炼，可以使盆底肌肉和筋膜基本恢复到孕前水平。

3. 乳房

乳房却反其道而行之。除了体积增大之外，产后的主要变化是泌乳。

婴儿吸吮妈妈乳头时，来自乳头的感觉信号传入产妇脑部，使脑垂体脉冲式分泌催乳素，促进乳汁分泌。吸吮乳头还能反射性地引起产妇垂体释放缩宫素，使乳腺腺泡周围的肌肉收缩、乳汁喷出。所以，吸吮是保持乳腺不断泌乳的关键环节，不断排空乳房也是维持乳汁分泌的动力。乳汁分泌量与产妇营养、睡眠、情绪和健康状况密切相关，保证产妇休息、足够的睡眠和丰富的营养，并避免精神刺激至关重要。

【产后保健要点】

关于产后保健的知识五花八门，有的有明显的商业目的。从医学角度看，产褥期需要注意以下问题。

1. 警惕产褥中暑

高温环境可使产妇体内余热不能及时散发，引起体温调节障碍，出现高热、水电解质紊乱、循环衰竭和意识丧失，重者可危及生命。旧风俗坐月子时门窗紧闭、包头盖被，产妇处于高温高湿状态，很容易中暑。产妇的休息环境应温度适宜，空气新鲜，通风良好，但应注意避免直接吹风。

2. 注意恶露变化

根据产后时间和恶露性状，分为：①血性恶露：色鲜红。②浆液恶露：色淡红，似浆液。③白色恶露：黏稠，色泽较白。正常恶露有血腥味但无臭味，血性恶露约持续3天，逐渐转为浆液恶露，约2周后变为白色恶露，持续3周左右干净。如果血性恶露量多、持续时间延长或恶露有臭味，就需要看医生，警惕子宫复旧不全，宫腔内残留胎盘和胎膜，或者有宫腔感染。

3. 注意乳房护理

提倡和支持母乳喂养。产后半小时内开始哺乳，废弃定时哺乳，推荐按需哺乳。喂养过程中要注意防止乳头皲裂、急性乳腺炎等问题。

4. 注意外阴卫生

由于阴道有恶露排出，保持外阴部清洁很重要。每日用温开水洗外阴，勤换内裤与卫生垫。产褥期一般以淋浴为宜，避免盆浴。

5. 注意情绪调节

经历妊娠及分娩的紧张和激动，产妇精神改变较大。对哺育婴儿的担心、产褥期的不适等均可能造成情绪不稳定，严重者甚至发生产后抑郁症。家庭成员应帮助产妇减轻身体不适，并给予精神关怀、鼓励和安慰。

6. 注意饮食质量

产妇的消化能力较弱，分娩时体力消耗大，分娩后还要分泌乳汁，故产妇的营养很重要。应保证足够蛋白质、热量和水分，并适当补充维生素和铁剂。

7. 重视健康查体

在产褥期末，即产后 6 周应到医院进行一次全面的产后检查，以了解全身和盆腔器官的恢复情况与哺乳情况，及时发现和处理异常情况，以免延误治疗和留下后遗症。有任何不适，应提前检查。

8. 产后科学锻炼

目前产妇进行重体力劳动的情形已经很少，但容易走向另一个极端，强调保养而不活动，同时又营养过剩，导致产后体形严重走样，甚至以孩子的名义放弃对自身形体的考虑。实际上，产后适当活动和锻炼有利于促进子宫收缩，帮助腹部肌肉、盆底肌肉恢复张力，恢复形体。目前有很多专业的产后康复机构，提供多种多样的产后恢复锻炼，但内容大同小异。根据身体条件，可进行仰卧屈腿，仰卧起坐，仰卧抬腿，肛门、会阴部、臀部肌肉的收缩运动。注意不要过度劳累，开始时以 15 分钟为宜，每天 1 ～ 2 次。

可以说，如果抓住产褥期这一关键时期，配合科学的产后康复训练，很多女性都可以恢复到"一笑倾城万人迷"的巅峰状态。严肃的科普之后轻松一下：如果形容男人魅力十足、帅气逼人，可称"少女杀手"。但从捧人的角度，称"少妇杀手"更高。青春少女，懵懵懂懂，或许可以骗骗；少妇则不同，明察秋毫，靠骗断然行不通，原因不言自明。

以上就是关于产后保健和康复的简单介绍。正是：

怀孕分娩如考场，身材颜值都紧张。

产后康复有门道，美丽归来别样香。

到此为止，人类繁衍、生生不息的妊娠和分娩过程中子宫及其邻居（即女性生殖器官）的健康事件大致演绎完毕。下回开始，将由外而内、自下而上谈谈没有妊娠和分娩任务时，女性生殖器官的保健问题。请看下回分解。

附：凯格尔运动

　　凯格尔运动，又称"会阴收缩运动"或"骨盆底肌肉运动"，是治疗和训练女性盆底障碍性疾病、尿失禁和改善性生活质量的常用方法。该训练通过反复主动收缩肛门、阴道、尿道周围的肌肉，强化支撑膀胱、子宫和直肠的骨盆底肌肉群的强度与张力，提升阴道收缩力量。凯格尔运动由美国医生阿诺德·凯格尔在20世纪40年代提出和推广，故以其名字命名。

　　如何做凯格尔运动？包括两个阶段：

　　第一阶段：①站立，双手交叉置于肩上，脚尖呈90度，脚跟内侧与腋窝同宽，用力夹紧。保持5秒钟，然后放松。重复此动作20次以上。②简易的骨盆底肌肉运动任何时候、任何地点都可以进行，以收缩5秒、放松5秒的规律，步行、乘车、办公、开会时都可进行。

　　第二阶段是每天自我训练：①平躺、双膝弯曲。②收缩臀部的肌肉向上提肛。③紧闭尿道、阴道及肛门（它们同时受到骨盆底肌肉支撑），此感觉如尿急，但是无法到厕所去，须闭尿的动作。④保持骨盆底肌肉收缩5秒钟，然后慢慢地放松，5～10秒后重复收缩。运动的全程照常呼吸，保持身体其他部分的放松。可以用手触摸腹部，如果腹部有紧缩的现象，则运动方式有误。

　　对男性而言，凯格尔运动也大有用处。除了能治疗男性尿失禁之外，还有助于缓解前列腺疼痛、良性前列腺增生症和前列腺炎的症状，并能增加男性性高潮的快感，减少早发性射精。

方寸之地多轶事 一代窦娥上公堂 山贼虽小脾气大 连环阻敌防火墙

方寸之地多轶事

一代窦娥上公堂

山贼虽小脾气大

連環阻敵防火墙

外事自来无小事 知彼知己不怯场 城门失火殃池鱼 风云际会话私房

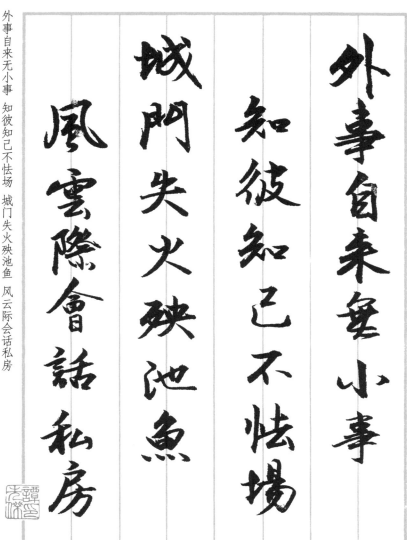

外事自来無小事

知彼知己不怯場

城門失火殃池魚

風雲際會話私房

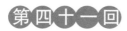

外事无小：女性外生殖器难言之隐

> 外事无小事，是指一国之交。而作为女性私密之处
> 的外阴和阴道，如此娇柔敏感的部位，也会有很多令人
> 困扰的健康问题：炎症、过敏、巴氏腺囊肿、毛囊炎、
> 良性肿瘤、外阴营养不良、外阴上皮内瘤变……此等难
> 言之隐，岂能一洗了之。

说完女性子宫在怀孕和分娩过程中的一些事，从这一回开始我们谈
谈女性子宫及其他生殖器官在没有怀孕时的健康问题，先从外生殖器谈
起。在铺天盖地的保健品和卫生用品广告中，可以见到各种各样的私处护
理液，模特一个赛一个靓丽，不断地告诉女人们：洗洗更健康，或一洗了
之！但在妇科门诊中却可以看到，一些女性使用某些清洗液后，原先的问
题没有解决，新的问题却出现了。为什么名目繁多的清洗液如此有市场
呢？应该说，第一，与一些流行但未必正确的保健理念有关；第二，女性
外生殖器的确容易出现令人困扰的问题。

【难言之隐】

首先，说说阴道冲洗。一些广告出于商业目的，把阴道描述得像无菌
手术室，鼓励女性每天用专门洗液呵护。实际上，阴道并不是无菌环境，

而是多种细菌和谐共处。大部分是有益的细菌，以乳酸杆菌（与酸奶中的细菌差不多）为主，可以维持阴道的弱酸性环境，抑制有害细菌的繁殖。乳酸杆菌比较脆弱，如果经常用有杀菌作用的洗液冲洗阴道，最先受伤的就是它。有害细菌数量少，但对洗液的抵抗力强，一旦幸存下来就可能引发事端。此外，一些人会对洗液过敏，出现外阴过敏性皮炎。所以，除非医学需要，不提倡将阴道冲洗作为常规的睡前项目。

其次，说说性生活。无论女性在性生活之前如何清洁自身，在性生活过程中其实都难做到无菌，过分的洁癖还会影响男女之事的乐趣。但是，性生活与妇科炎症的确是有关联的。没有性生活的女性和修女的妇科炎症比已婚女性和性生活过频的女性要少。如果男性性伴包皮过长，女性遭遇炎症的可能性就会增加，不仅普通炎症，还包括一些特殊炎症，比如引起宫颈癌的人乳头瘤病毒。在一些民族中，男孩出生后要进行割礼（包皮环切），其女性的妇科炎症和宫颈癌的比例就低很多。所以，尽管不提倡女性洁癖，但对男性的要求不妨严格一些。

再次，说说阴毛的是非。以前认为阴毛和睫毛、眉毛一样，对外阴和阴道有保护作用，但那是在人和动物一样没有衣服可穿的年代。有了可以蔽体的衣服之后，阴毛遮挡灰尘的保护作用消失殆尽，从某种程度而言变成了藏污纳垢的地方。比如一种让人奇痒无比的称为"阴虱"的疾病，就发生在阴毛中。不过有资料说，有的男性一看到女性阴毛就无比亢奋，所以与其说它具有医学上的保护作用，不如说其具有美学上的提示作用——目光已经到达了一个神秘之处。但东、西方女性对阴毛的去留态度几乎截然相反，西方女性一般倾向于去除，而东方女性则倾向于保留。然而女性去除阴毛跟男性刮胡子一样，需要一定的技术和得心应手的工具。如果把握不好，皮肤破了容易招致感染。于是，去或者留，几乎成为见仁见智的哲学问题。

最后，转入正题，谈谈女性外阴的常见炎症，也就是女性频繁清洗私处的原因。

【常见炎症】

严格地说，女性外阴炎症属于皮肤科，因为外阴的皮肤和黏膜是皮肤的一部分。理论上，身体其他部位的皮肤上可能发生的炎症，都可以发生或者更容易发生在外阴。

1. 非特异性外阴炎

由物理、化学因素而非病原体所引起的外阴皮肤或黏膜的炎症。女性外阴与尿道、肛门邻近，经常受到经血、阴道分泌物、尿液、粪便刺激，若不注意皮肤清洁，容易引发外阴炎症；另外，糖尿病患者糖尿的刺激、粪瘘患者粪便的刺激，以及尿瘘患者尿液长期浸渍等因素也容易引发外阴炎症。此外，经期使用卫生巾和穿紧身化纤内裤等因素导致外阴部位透气性差，局部潮湿，也能引起外阴的非特异性炎症。

发生炎症后，外阴皮肤黏膜瘙痒，抓挠损坏后产生疼痛和烧灼感，行走、爬山、登楼、性生活、排便和排尿时疼痛和烧灼感加重。检查可见到外阴充血、肿胀、糜烂，常有抓痕，严重者形成溃疡或湿疹。如果急性炎症没有得到有效治疗，就会形成慢性炎症，导致皮肤增厚、皲裂，甚至形如苔藓。治疗原则是保持清洁干燥，局部应用抗生素；还要重视对病因的治疗，例如治疗糖尿病或修补尿瘘、粪瘘。

2. 前庭大腺炎

前庭大腺位于大阴唇后 1/3 深部，腺管开口于处女膜与小阴唇之间，正常情况下摸不到，性兴奋时会分泌黄白色黏液，起润滑作用。性生活和分娩等情况污染外阴时，病原体侵入后可以发生炎症，故前庭大腺炎主要发生于性活跃的育龄女性，幼女和绝经后的女性少见。

引起前庭大腺炎的病原体多为葡萄球菌、大肠埃希菌、链球菌、肠球菌等。随着性传播疾病的死灰复燃，淋病奈瑟氏菌及沙眼衣原体也成为常见病原体。急性炎症发作时，病原体首先侵犯腺管，使腺管开口因肿胀和渗出物凝聚而堵塞，腺腔内的脓液不能外流，积存而形成前庭大腺脓肿。

通常炎症局限于一侧，偶尔两侧同时发生。初起时局部肿胀、疼痛，有灼热感，行走不便，有时还会发生大小便困难。检查可以看见局部皮肤红肿、发热、压痛明显。当脓肿形成时，疼痛更加剧烈，脓肿直径可达乒乓球甚至鸡蛋大小（3厘米～6厘米），摸起来像充满水的气球，有波动感。患者还可能出现发热、乏力等全身症状，有时腹股沟可以摸到肿大淋巴结。

急性炎症发作时需要少活动，甚至卧床休息，局部保持清洁，适当选用抗生素。如果脓肿形成，就需要进行脓肿切开引流。

说段真实故事吧。刚工作时，哥们儿的漂亮女友得了前庭大腺脓肿，半夜哭着、喊着到急诊室找我，手术后千恩万谢离开。临走时，我低声咬牙切齿地对哥们儿说："你小子不讲卫生，暴殄天物，要不我送你块香皂洗洗！"后来他们友好分手。数年后女士的另外一侧又发生前庭大腺脓肿，仍是急诊找我，我没有再批评她的那一任男友，因为我知道任何疾病，包括前庭大腺脓肿，都是外因与内因的共同作用，有的人天生就容易感染某些病原体，再深究下去可能又是遗传学和基因问题，一不小心就科学算命了。

3. 前庭大腺囊肿

前庭大腺炎症或脓肿消退，脓液吸收后由黏液分泌物替代就形成前庭大腺囊肿；有的女性先天性腺管狭窄或黏液浓稠排出不畅，也可以导致囊肿形成；还有的时候是腺管受到外力伤害，如分娩时会阴撕裂、侧切缝合、性生活过于猛烈等，分泌物也会排出不畅。

前庭大腺囊肿多为单侧，如果囊肿小而且没有感染，患者多无自觉症状，往往洗澡时自己发现或者妇科检查时发现；若囊肿大，可有外阴坠胀感或性生活不适。囊肿多为椭圆形，大小不等，位于外阴部后下方，可向大阴唇外侧突起。如果有症状，可以手术治疗，通过手术建一条通道（造口术）引流分泌物。

4. 尖锐湿疣

人乳头瘤病毒感染所致，发病率逐年增高，是目前最常见的性传播疾病之一，常出现在外阴、阴道口、阴道、会阴、肛门、宫颈等皮肤黏膜湿润的地方。开始往往是细小、淡红色的丘疹，之后逐渐增大，形如乳头状或菜花样凸起，甚至可以大如足球。患者有瘙痒不适、白带增多而且异味明显的症状。若肿块巨大，甚至可以影响坐卧行走。治疗方法主要有液氮冷冻治疗、激光治疗及手术切除等。

数年前，我曾在 1 个月内收治过两例巨大尖锐湿疣，一个直径 15 厘米，另一个直径 20 厘米！我将诊治经验发表于国际权威期刊，但没有为祖国争得荣誉——都长到那么大才来看医生，只能说明我们医学知识的普及何等缺乏，思想观念何等落后！

以上就是关于女性外生殖器常识的介绍。正是：

外事从来无小事，难言之隐在私房。

炎症容易此处生，及时就医留幽香。

实际上，除了形形色色的外阴炎症之外，阴道的很多感染也可以累及外阴，甚至说不清楚谁是首犯、谁是从犯，比如后面会谈到的外阴阴道假丝酵母菌病。具体讨论这些问题之前，让我们先谈谈每个女性一生中都可能接受的检查——妇科检查，请看下回分解。

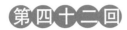

第四十二回

大方上场：一起轻松揭秘妇科检查

　　妇科检查又称"盆腔检查"，是妇产科医生了解女性生殖器官健康状态的重要检查。通过妇科检查，很多妇科炎症和妇科肿瘤能够得到早期诊治。可以认为，妇科检查是大自然给女性的额外大礼。妇科检查可怕吗？了解之后就不可怕！

　　妇科检查差不多是每个女性一生中都会接受的检查。与中医的望、闻、问、切和心肺检查的视、触、叩、听不同，妇科检查主要是视诊和触诊的结合。那么，妇科检查都需要做些什么呢？女性朋友们不妨了解一下。

【妇科检查你要做什么】

　　首先需要脱去衣服，暴露检查部位。

　　国外有的医院进行妇科检查前，护士会帮助患者脱掉全身衣服，让女性躺在一张大垫单上面，并盖上一张单子后再请医生检查。而国内的很多医院，妇科检查只要求女性脱去两只鞋和一条裤腿，不要求脱去上衣。出于节约，只在臀部下面放一小块一次性垫子或消毒垫子。

　　有的女性对妇科检查完全没有概念，上了检查床、脱了外裤后，内裤就是不脱，尤其是面对男性妇产科医生的时候。我还遇到过一位患者，我问完病史让她上床检查，结果她倒是上了检查床，但是直立着站在床上，头几乎顶着天花板，居高临下地问我："怎么查？"还有一次是十多年前，我在协和国际医疗部接诊一位俄罗斯姑娘，我用英语让她脱掉衣服检查。等我简短写完病历转身一看，姑娘脱得精光，一丝不挂。我顿时大窘至极，被进来陪伴检查的护士取笑了很久。

其次，妇科检查需要采取特殊的体位——膀胱截石位。

"膀胱截石位"是一个古老的专业名词。大约从公元前 4 世纪开始，医生在治疗膀胱结石时，会让患者取一种特殊体位，也就是让患者仰卧，双腿分开放置于检查床两边的腿架上，并将臀部移到床边，这样能最大程度暴露会阴。医生从阴囊和肛门间的横行切口进入膀胱取石，"截石位"的名字由此而来。膀胱截石位多用于肛肠手术、妇科手术和妇科检查。

最后，妇科检查需要一个特殊的工具——阴道窥器。

阴道窥器的作用是撑开阴道，暴露阴道壁和子宫颈。窥器的外形像鸭子嘴巴，型号有大小之分，根据阴道宽窄选用，老年女性一般用小号。我对这个窥器的命名颇有微词，堂堂正正的检查，为什么要用偷偷摸摸的"窥"呢？

为了减少检查中的不适，医生放置窥具时一般会避开敏感的尿道周围区和阴道前壁，斜行沿着阴道后壁缓慢放入，边推进边将窥器两叶转正并逐渐张开，暴露宫颈、阴道壁和穹隆部，然后旋转窥器，充分暴露阴道各壁。取出窥具前，先将前后叶合拢，再沿着阴道后壁缓慢取出。打开窥具、暴露宫颈是一项有技术含量的活儿，有些医生很轻松就能暴露宫颈，而且患者的感受是大有区别的。

【医生用眼睛观察什么】

医生会观察阴道壁的黏膜颜色、皱襞多少，是否有阴道横隔或双阴道等畸形，有无溃疡、赘生物或囊肿等，还会注意阴道内分泌物的量、性质、色泽、有无臭味。如果阴道分泌物异常，则需要做滴虫、霉菌（假丝酵母菌）、淋病奈瑟菌及线索细胞等检查。

窥器暴露宫颈后，医生会观察宫颈大小、颜色、外口形状，有无出血、肥大、糜烂样改变、撕裂、外翻、囊肿、赘生物，以及宫颈管内有无出血或分泌物。更重要的是，要取宫颈的脱落细胞做细胞学检查和人乳头瘤病毒（HPV）检测。

【医生会进行哪些触诊检查】

视诊完毕后就是触诊，有两种检查：双合诊和三合诊。

双合诊时，医生一只手的两指或一指放入阴道，另一手在腹部配合检查，目的在于检查阴道、宫颈、宫体、输卵管、卵巢和宫旁结缔组织有无异常。

三合诊是指经直肠、阴道、腹部联合检查。在双合诊结束后，医生会将食指放入阴道，中指经肛门插入直肠，另一手在腹部配合检查，是对双合诊检查不足的重要补充，在生殖器官肿瘤、结核、子宫内膜异位症、炎症检查时尤为必要。

【妇科检查有哪些需要特别注意的】

妇科检查毕竟是一项使女性有些失体面和伤自尊的检查，所以医生需要关心、体贴被检查者。说句会被女同行们"拍砖"的话，一些女性更愿意被男医生检查，是因为男性医生对女性更为体贴。个别女性医生会有诸如"妇科检查有什么了不起，我自己都被检查过"之类的想法甚至言语。在中世纪，男医生给女患者检查时，不仅是从裙子下面，而且目光不能与患者直接交流。现在没有如此封建，但仍然需要态度严肃、语言亲切、动作轻柔。

如果医生检查时两个手指在阴道中让患者难以忍受，可以用一个手指进行检查。为了缓解女性紧张的情绪和帮助腹肌放松，医生可以追问几句病史或聊几句家常，被检查者在回答问题时张口呼吸，腹部就会放松。进行三合诊时，医生可以让患者像解大便一样向下屏气，这样肛门括约肌就会放松，疼痛和不适感也会减轻。

如果妇科检查让女性非常痛苦或者检查不满意，可以做超声检查或其他影像学检查。对于怀疑盆腹腔内有恶性病变，但腹壁肥厚、情绪高度紧张难以配合的女性，可以在麻醉后进行盆腔检查。

【女性朋友自身还需要注意以下问题】

1. 告知医生

对于无性生活史者，禁止做阴道窥器检查和双合诊检查，而应行直肠—腹诊，即医生一手食指伸入直肠，另一手在腹部配合检查。由于国内大多数医院的门诊忙乱，医生有时可能疏忽这一情况。所以没有性生活的女性，检查前要记得提示医生。

2. 排空膀胱

除了因尿失禁就诊的女性以外，妇科检查前都应该排空膀胱，以免影响检查的准确性。如果有大便，最好排空，便秘患者可用药物帮助。

3. 准备垫单

为了避免交叉感染，放置于臀部下面的消毒垫单或一次性纸单应一人一换。同样，由于医生太忙或患者过于紧张，有时会疏忽这件重要的事情。

4. 避开经期

一般而言，月经期应避免做盆腔检查，除非是异常的阴道出血需要搞清楚出血原因。

妇科检查可能会有一些不适，但一般不会造成危险，女性朋友不必紧张。不仅要轻装上阵，还要轻松上阵。如果每年一次，很多妇科疾病会被及时发现，无处可逃。既然大自然给了女性一份特殊的礼物——妇科检查，女性为什么不好好利用呢?

以上就是关于妇科检查及注意事项的简单介绍。正是:

知己知彼不怯场，妇科检查甭紧张。

上天赏赐大礼物，用好用足得健康。

那么，经过妇科检查，可以发现哪些类型的阴道感染性疾病呢? 请看下回分解。

附：妇产科男医生是否正常

　　总有无聊的人或者说有趣的人问我，你们妇产科男医生整天看的都是女人的隐私部位，对美女还会有兴趣吗？我借此机会代表个人回答一下：穿上白大褂，走进诊室，我是医生，是中性人，那个环境和那个氛围下，不会有兴趣。因病就诊的女性，展现的是痛苦，说出的是不堪，寻求的是帮助，没有妩媚和撩人，医生眼中所见到的就是疾病、是诊断、是治疗，没有杂念。但是，脱下白大褂，走到人群中，我是雄激素水平并不低落的普通男人。省略一万字，仅此而已。

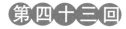

第四十三回

城门失火：谈谈令人烦恼的阴道炎

如果将子宫比喻成女性体内的宫殿或者城堡，那么子宫颈、阴道和外阴发生的各种感染性疾病，则是城堡门口发生的火灾。在不利风向条件下，这些火灾可以殃及子宫，进一步感染输卵管、卵巢和盆腔腹膜，引发盆腔炎性疾病，影响生育和健康。

阴道炎是妇科门诊最常见的疾病。正常健康女性，由于解剖学及生物化学特点，阴道对病原体的侵入有自然防御功能。当自然防御功能遭到破坏，则病原体易于侵入，导致阴道炎症。幼女及绝经后女性由于雌激素缺乏，阴道上皮菲薄，细胞内糖原含量减少，故阴道抵抗力低下，比青春期及育龄女性易受感染。

阴道炎以白带的性状发生改变以及外阴瘙痒、灼痛为主要临床特点，性交痛也常见。如果感染累及尿道，可有尿痛、尿急等症状。常见的阴道炎有滴虫性阴道炎、霉菌（假丝酵母菌）性阴道炎、细菌性阴道病、老年性阴道炎和幼女性阴道炎。统计资料显示，细菌性阴道病占全部阴道炎的40%，滴虫性和霉菌性阴道炎各占 25% 左右。

【滴虫性阴道炎】

病原体是阴道毛滴虫，它适宜在 25℃～40℃、酸碱度 pH5.2～pH6.4 的潮湿环境中生长，而在 pH5 以下的酸性环境或 pH7.5 以上的碱性环境中则很难生长。月经后阴道 pH 值接近中性，隐藏在阴道腺体和皱襞中的滴虫常于月经前后得以繁殖，引起炎症。滴虫不仅寄生于阴道，还能进入尿道或尿道旁腺，甚至进入膀胱和肾盂以及男性的包皮皱褶、尿道和前列腺中。滴虫能消耗氧和糖原，使阴道成为厌氧环境，导致厌氧菌繁殖，所以 60% 的滴虫性阴道炎患者合并细菌性阴道病（后述）。

性生活传播是主要的传播方式。有一种反复感染名为"乒乓传染"，并非是打乒乓球而引起的感染，而是男性将滴虫传给女性后，女性有可能反过来传给男性，男性再传给女性，如此"礼尚往来"。如果存在性乱，则传播方式就类似于击鼓传花了。可恨的是，男性感染滴虫后常无症状，成为隐性感染源。还有少数通过公共浴池、浴盆、浴巾、坐便器、衣物等传播。

滴虫性阴道炎的主要症状是阴道分泌物增多及外阴瘙痒，有的患者有灼热、疼痛和性交痛。典型的分泌物特点是稀薄脓性、黄绿色、泡沫状、有臭味。瘙痒部位主要在阴道口及外阴。如果合并尿道感染，可有尿频、尿痛甚至血尿。阴道毛滴虫能吞噬精子，并影响精子在阴道内的存活，引起不孕。

该病根据典型症状很容易诊断，如果在阴道分泌物中找到滴虫则可以确诊。每位因妇科炎症到北京协和医院妇产科就诊的女性都会看到医生像科学家一样使用显微镜。取一滴 0.9% 的氯化钠溶液放于玻片上，取阴道分泌物少许混于此溶液中，立即显微镜检查，称为"生理盐水湿片法"。如果高度怀疑滴虫性阴道炎，但多次检查都未发现滴虫，则需要留取分泌物培养。

滴虫性阴道炎的治疗简单价廉、立竿见影。主要药物是甲硝唑或替硝唑，性伴侣也应同时接受治疗。此外，洗涤内裤及毛巾时应煮沸 5 ～ 10 分钟，以避免重复感染。

【霉菌性阴道炎】

正规的名称为"外阴阴道假丝酵母菌病"（VVC），以前曾称之为"外阴阴道念珠菌病"，但"霉菌性阴道炎"的叫法一直受患者和医生喜欢，就像英文的"Internet"，曾被强制要求翻译成"因特网"，但网民胜出，管它叫"互联网"。

VVC 是由假丝酵母菌引起的。国外资料显示，3/4 的女性一生中至少与 VVC 有过一次亲密接触，一半的女性经历过 2 次或 2 次以上的发病，所以那句俗语或者可以改成：笑贫不笑炎。

90% 的病原体多为白假丝酵母菌。在 10% ～ 20% 的非孕女性及 30% 的孕妇阴道中有此菌寄生，但菌量少，呈不引起症状的酵母相。只有在全身及阴道局部免疫能力下降，病菌大量繁殖并转变成菌丝相才出现症状。发病诱因包括：应用广谱抗生素、妊娠、糖尿病、应用免疫抑制剂等。

VVC 主要为内源性传染，假丝酵母菌作为条件致病菌寄生于阴道外，也可寄生于人的口腔、肠道，3 个部位的病菌可互相传染。少数患者可通过性生活直接传播，通过接触感染的衣物而致病者很少。

主要症状是外阴瘙痒、灼痛、性交痛及尿痛。典型的阴道分泌物是白色稠厚呈凝乳状或豆腐渣样。有些患者奇痒难忍，抓挠后外阴红肿、糜烂、浅表溃疡。

显微镜下找到假菌丝即可确诊。方法同滴虫检查类似，但溶剂是用 10% 的氢氧化钾，以溶解白带中的其他细胞成分，而留下假丝酵母菌。如果高度怀疑，但显微镜检查阴性，需要做霉菌培养。

VVC 的治疗包括消除诱因和药物治疗。主要是阴道局部用药，也可配合全身用药。阴道的局部用药属于非处方药物，药店可以买到，常用的有克霉唑和咪康唑。由于 VVC 的传染多为内源性，因此除非性伴侣有症状，不常规给予治疗。

对于典型的 VVC 病例，有经验的医生看一眼基本就可以诊断。

说个段子：十多年前，科里一位医生患过敏性哮喘，经查过敏原为霉菌。那段时间门诊有限的几台显微镜坏了一台，于是有人建议老兄去门诊，碰到可疑病人就让他闻一下，如果打喷嚏、流鼻涕，就立马诊断。"闻香识女人"的段子只是玩笑而已，但是一种特殊的阴道炎，白带的确是有臭味的，这就是细菌性阴道病。

【细菌性阴道病】

细菌性阴道病是阴道内正常菌群失调所致的一种混合性感染，但临床和病理检查都缺乏典型的炎症特征。正常阴道内以产生过氧化氢的乳杆菌占优势，而患细菌性阴道病时，阴道内能产生过氧化氢的乳杆菌减少，其他微生物大量繁殖，尤其是厌氧菌。推测促使阴道菌群发生变化的原因，可能与频繁性交、多个性伴侣或阴道冲洗使阴道碱化有关。

10%～40% 的患者无症状，若有症状，主要是阴道分泌物增多，有鱼腥臭味，性生活后加重，可有轻度外阴瘙痒或烧灼感。还可取分泌物做一种称为"线索细胞"的检查，线索细胞是阴道脱落的上皮细胞边缘黏附的颗粒状物，也就是堆积的各种厌氧菌。

尽管细菌性阴道病的症状不严重，但它可以上行感染引起子宫内膜炎、盆腔炎等。而对于怀孕的女性，还可导致绒毛膜羊膜炎、胎膜早破、早产等。所以，确诊细菌性阴道病后需要治疗，治疗方案与滴虫性阴道炎一样。

【萎缩性阴道炎】

萎缩性阴道炎又称"老年性阴道炎"，常见于绝经后女性。各种原因导致雌激素水平低落时，阴道壁萎缩，黏膜变薄，细菌容易入侵，而阴道上皮细胞内的糖原减少，导致阴道的 pH 值增高，乳酸杆菌不再占优势，局部抵抗力降低，其他致病菌过度繁殖。

主要症状为外阴灼热不适、瘙痒及阴道分泌物增多。阴道分泌物稀薄，呈淡黄色。医生检查会发现阴道黏膜呈萎缩性改变，黏膜充血、菲薄，有散在出血点。有时有浅表溃疡，重者阴道粘连闭锁。

根据患者的年龄和症状，经检查没有发现滴虫或假丝酵母菌则基本可以诊断为萎缩性阴道炎。治疗方案主要是补充雌激素增加阴道抵抗力，同时阴道局部使用抗生素抑制细菌生长。

【婴幼儿阴道炎】

常见于 5 岁以下幼女。婴幼儿外阴和阴道解剖生理特点使其抵抗能力不强，细菌容易入侵，如果卫生习惯不良就容易引起感染。另外，婴幼儿会将橡皮、铅笔头、纽扣等异物放入阴道而造成感染。

主要症状是阴道分泌物多，呈脓性。分泌物刺激引起外阴痛痒，患儿哭闹不止，烦躁不安，常用手搔抓外阴。检查可见外阴黏膜充血、水肿，有脓性分泌物自阴道口流出。严重者外阴可见溃疡，小阴唇粘连。婴幼儿语言表达能力差，主要靠妈妈的仔细观察。另外，需要警惕幼女或少女是否有被性侵的可能。

【阴道异物】

婴幼儿阴道炎原因之一是阴道异物，但阴道异物并非幼女专利，成人也可因阴道异物就诊。好奇的婴幼儿，随手可及的各种小物件都可能成为阴道异物，如发卡、火柴棍、花生米、玉米粒、黄豆、麦粒、自行车滚珠、香烟过滤嘴、小石头、塑料笔帽、麻秆、别针、子母扣、短塑料绳、玻璃安瓿、金属香水瓶盖等。在成人中，被报道过的阴道异物有避孕药具、黄瓜、橘子、洋葱、香水瓶、阳具模型等。20 多年前，我也诊治过一例阴道异物。

那年我刚毕业值急诊。一天中午急诊来电话，说有个女大学生怀疑乒乒乓球进阴道里了。我冲到急诊，发现几个本来应该下班的护士还留在急诊室，其实医生、护士的好奇心和常人没有差别。姑娘长得很漂亮，文文静静。看到很多人在场，我没有过多问病史，让她先上检查床检查。我本来以为很简单，做个肛门检查，隔着直肠将乒乓球钩挤出来。没想到越钩球越深，我只好和她商量使用阴道窥器，但阴道上宽下窄的结构让我费了很大劲儿，想了些办法才完整取出乒乓球。

人群散去后我问病史。姑娘说她喜欢打乒乓球，昨天下课后去打乒乓球前换运动裤，一屁股坐到床上，觉得阴部被硌了一下，有些痛，但没有在意。后来发现乒乓球找不到，才怀疑进到阴道里面了。最后她说："大夫，您肯定不会相信。"病史的确破绽很多，但我是医生而不是侦探，就不去深究了，只在病历记录中写道："20 小时前，乒乓球不慎误入……"

在无法征得这位女士同意的情况下说出了这个案例，主要目的是想说明阴道异物的种类五花八门，原因千奇百怪，但主要后果都是引起炎症。如果异物过大而且质硬，长时间留置体内会压迫直肠和膀胱，造成直肠阴道瘘或膀胱阴道瘘。就诊时，那名女大学生的阴道壁已经明显水肿，如果再过一段时间就诊，就有可能因缺血坏死形成直肠阴道瘘，那就真是人间悲剧了。

以上就是女性常见阴道炎症的简单介绍。正是：

城门失火殃池鱼，阴道炎症四五起。

总有马迹与蛛丝，药到病除重欢喜。

除了感染之外，女性外阴还可以发生很多其他疾病，包括皮肤病、良性肿瘤，甚至让人胆战心惊的——癌。在这块巴掌大小的女性私密之地，还有哪些风云人物（疾病）出没其间呢？请看下回分解。

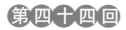

再话私房：外阴阴道非感染性疾病

　　女性的私密之处除容易招致各种各样的感染性疾病之外，还可以发生其他一些疾病，包括单纯颜色发生改变（外阴白癜风和外阴黑痣）、营养不良性改变（外阴硬化性萎缩）、癌的前期病变（外阴白斑）、免疫性疾病（白塞氏病）。当然还有各种各样的肿瘤。

　　在男权至上的社会，女性美丽的容颜和诱人的身材是各种时尚杂志或网站夺人眼球的利器。而对于色情杂志和黄色网站，暴露女性胴体和私处的图片或视频同样是引起人关注的法宝，多少网站和个人因此走上制黄贩黄的不归之路。但是，并非所有女性的身材都像模特儿那样凹凸有致，也并非所有女性的私处风景都像色情网站上那样养眼。因为女性外阴属于全身皮肤的一部分，这一小片私密之地是兵家（疾病）必争之地，可谓风云际会。我曾经想用第四十一回末尾说的那个直径达 20 厘米的外阴尖锐湿疣的彩色照片去黑色情网站，图片标题就是：让你一次看个够！以此拯救那些沉迷于情色的人。

　　言归正传。很多女性先天羞涩，不愿意让人知道私处有疾，实在熬不下去再就医时病情已进入晚期。女性外阴疾病如果诊断和治疗过晚，轻则破坏外阴和阴道的形态，重则影响生理功能，更重则威胁生命。所以，尽管女性外阴的很多疾病名称枯燥得让人昏昏欲睡，但我们不妨打起看娱乐八卦的精神一起来认识这些病变，以便尽早发现异常，及时寻求医生帮助。

由于种族不同，女性外阴的颜色是有差别的，大阴唇和小阴唇外侧面的皮肤颜色一般比身体其他部位的皮肤颜色深。如果皮肤的色泽发生明显改变，而且伴有外阴瘙痒、皲裂或者溃疡等，那多半是出现了问题。这些病变包括如下几类。

【外阴白癜风】

白癜风是一种后天性皮肤色素缺乏症，有家族遗传性，可在全身任何部位的皮肤上出现，故外阴也会出现白癜风，而且是好发部位。白癜风多发生于大阴唇或小阴唇上，如出现在大阴唇上部，阴毛也会变为白色。白癜风的特点是颜色为乳白色，斑块形状及大小各不相同，但边界清楚，周围皮肤的颜色加深。外阴白癜风除色素脱失外，没有疼痛或瘙痒等不适，皮肤的感觉和分泌功能均正常。一般不发展为其他疾病，不需要特殊治疗。

【外阴白斑】

外阴白斑多出现在小阴唇内外侧、阴蒂及大阴唇内侧，是外阴黏膜上皮或表皮的增生性病变，中年或绝经期后的女性易患该病，可能与营养缺乏、创伤及慢性炎症刺激等有关。主要症状为明显瘙痒，病变为白色或灰白色的斑块，表面角质化，粗糙，肥厚，甚至有皲裂，周围界线清楚，外形多不规则。10% ~ 50% 可发生癌变，被归为外阴癌的癌前期病变，所以一旦诊断为外阴白斑，应考虑进行外阴局部切除。对于年轻的患者，切除外阴会有压力与痛苦，可局部用药物治疗，密切随诊，谨防癌变。

【外阴硬化性萎缩】

简称"外阴硬萎"，是一种外阴营养障碍性疾病，属于良性病变。可发生于任何年龄，但多见于 40 ~ 60 岁的女性，可能与遗传或内分泌失调，或者自身免疫有关。主要症状是外阴瘙痒，晚期可出现性交困难。检查会发现外阴皮肤或黏膜变白、变薄，失去正常弹性，阴蒂多萎缩、粘连，小阴唇平坦消失。晚期患者可出现阴道口挛缩狭窄。外阴硬萎与外阴白斑属于两种不同类型的外阴白色病变，前者是外阴良性病变，后者多认为是癌前期病变。外阴硬萎一般采用局部用药减缓瘙痒及软化皮肤为主。如果效果不好，病变持续加重，尤其是出现反复溃烂的情况，也应警惕癌变为外阴癌的可能（一般认为概率小于 5%）。

【白塞综合征】

白塞综合征又称为"眼—口—生殖器综合征"，包括生殖器黏膜、口腔黏膜出现溃疡，并出现眼睛炎症，故被认为是症候群，可能与内分泌失调、变态反应或病毒感染有关，也有人认为是一种自身免疫性疾病。生殖器溃疡主要出现在外阴部，可能是单发一处或者多处，外观与一般的外阴溃疡很相似，但起病较急，经常复发。口腔溃疡可以出现在口腔的多个部位。眼睛的炎症症状多表现为虹膜睫状体炎和角膜炎等。以上症状可同时出现，但必须至少出现两项，才能诊断为白塞综合征。

对反复外阴溃疡的患者应注意检查眼、口腔黏膜及全身皮肤等处有无病变，从而考虑是否是白塞综合征。如果病人外阴溃疡久治不愈，除了要怀疑是否是白塞综合征，还应该做活组织检查，以排除结核或癌症。治疗方面应在改善全身情况的同时，在患处用药物进行对症治疗。

【外阴黑痣】

身体任何部位的皮肤都可能长出黑痣，同样，在女性的外阴部也可以出现色素痣。外阴的黑色素痣有可能会因为慢性刺激、外伤等诱因而发生恶变，成为外阴恶性黑色素瘤。一旦发生恶变，其恶性程度极高，容易发生广泛转移，预后不佳。所以一旦外阴部长了黑痣，首先要避免搔、抓、刺、拔毛或修剪等刺激，定期到医院进行检查。如果黑痣逐渐增大，颜色变深，上面的毛发自然脱落，黑痣部位无缘无故出现疼痛不适，痣有渗出、变粗糙或有溃疡，或有淋巴结肿大的情况，说明有恶变的可能，应该及早切除。还有人主张，外阴黑痣均应预防性切除，以防止恶变。

【外阴良性肿瘤】

除了上述伴有外阴颜色改变的疾病外，外阴和阴道还可发生多种良性肿瘤，诊断靠病理检查，治疗一般都是局部切除。

主要有乳头瘤、纤维瘤、脂肪瘤、汗腺瘤、血管瘤、阴道囊肿、阴道腺病等。①乳头瘤一般长在大阴唇外侧，单个，表面常有小乳头突起，质地略硬，生长缓慢，无特殊感觉，少数继发恶性病变。②纤维瘤一般长在大阴唇的皮肤表层或深层，可逐渐长大，后可能生长为悬挂于大阴唇的带着一个蒂的实性肿瘤。患者的外阴部可能会有不适感。③脂肪瘤一般都来自大阴唇或阴阜部脂肪，发展缓慢，病人除了感到有一个柔软的肿块外，没有其他不适，恶变可能性很小。④汗腺瘤多长在大阴唇和会阴部，一般只有 1 厘米～2 厘米，结节状，质地较为坚实。该肿瘤生长缓慢，一般没有不舒服的感觉，极少数患者可能发生恶变。⑤血管瘤常常出现在大阴唇或阴阜部位，看上去像小红血管痣或蓝、红海绵状肿物，柔软，边界不清楚。由于外阴部的血管非常丰富，创伤破裂可能会造成大出血。

【外阴癌】

在所有的女性外阴疾病中，最不幸的就是遭遇外阴癌了。外阴癌占女性生殖器官恶性肿瘤的 3%～5%，多发生于绝经后的老年女性。常见症状是外阴瘙痒、疼痛，有肿块。外阴瘙痒常常持续时间较长，在确诊为外阴癌之前，瘙痒可能已经持续 5～20 年。瘙痒与外阴癌的一些前驱疾病有关，比如，外阴白斑或外阴硬萎等。如发生癌变，患病的地方出现发硬的肿块，或像菜花一样质脆的肿块。如果肿块迅速变大，会侵犯到肛门、直肠和膀胱，而且外阴癌极易经淋巴发生转移，转移后患者一侧或双侧腹股沟的淋巴结会肿大，并且会变得质地坚硬，而且固定不动。

外阴癌的病因已经比较明确。一类是与人乳头瘤病毒感染有关，这种病毒与引起宫颈癌的病毒是一个家族的不同成员。引起的癌前病变称为"外阴上皮内瘤变"，根据病情分为 1 级、2 级、3 级。另一类是由外阴营养不良性病变发展而来。

早期外阴癌的治疗效果较好，晚期治疗效果很不理想。按理说外阴癌长在身体表面，比较容易被发现，但有些病人就诊时已经是晚期。究其原因，一方面是病人常为老年女性，羞于进行妇科检查；另一方面是早期症状不明显，有时难辨良恶。所以，外阴癌重在积极预防。

要加强卫生宣传教育，避免因为外阴卫生不良造成慢性外阴炎的长期刺激。一旦发现外阴部有溃疡、结节、乳头状肿物，或有白斑的患者，应及早检查，弄清这些肿块、结节、溃疡的性质，不要讳疾忌医，将可以小手术解决的肿瘤拖成大手术才能解决，甚至不能解决的肿瘤。定期进行防癌筛查，对一些可转变为外阴癌的外阴慢性病，如外阴白斑、外阴乳头状瘤等都应该及时治疗，以减少癌变的发生。

以上就是关于外阴非感染性疾病和外阴癌的简单介绍。正是：

> 风云际会话私房，你方唱罢我登场。
> 警惕顽疾变成癌，早诊早治早预防。

至此，我们从最小的敌情（外阴炎）到最严重的敌情（外阴癌），说完了女性自己看得见的这座"私家花园"中可能发生的种种难言之隐。宜将剩勇追穷寇，不可沽名学霸王。于是，我们继续深入这片禁地，看看其中会发生哪些不值一提或触目惊心的事件呢？首先来探究一下宫颈，请看下回分解。

第四十五回

方寸之地：子宫颈上面的大事小情

子宫颈是子宫的一部分，医生可以看到的部分称为"子宫颈阴道部"，直径有 2～3 个食指的宽度，被称为"方寸之地"实不为过。然而，这个"方寸之地"却演绎着一些令女性烦恼的故事。有的纯属杞人忧天（比如所谓的宫颈糜烂），有的真是山崩地裂（比如宫颈癌）。

子宫颈是子宫的一部分，即鸭梨带把的那部分，呈圆柱形，长约 2～3 个食指加起来的宽度（约 2.5 厘米）。子宫颈与子宫体的比例是变化的，在婴儿期为 2：1，成年女性为 1：2，老年女性为 1：1 左右。而在妊娠期，子宫颈的长度也会变化，到分娩的时候几乎完全消失，分娩后又恢复成常态。

为了简便，更为了亲切，通常将子宫颈简称为"宫颈"。按照解剖部位，宫颈突出于阴道的部分称为"宫颈阴道部"，其直径在不同女性之间有差别，可以从 2 个食指的宽度到 3 个食指的宽度（2 厘米～5 厘米），谓之"方寸之地"实不为过。宫颈可以分泌黏液，在性生活的时候起到润滑作用。在性生活中，有的男性能感觉宫颈的存在，有些由于角度或者其他原因，感觉不到宫颈的存在。本人不是性学家，就不班门弄斧了。但是有一点需要提及，如果女性因为某种疾病切除了宫颈，对性生活本身不会有明显的影响。然而，正是这个方寸之地，却演绎着一些令女性，尤其是现代女性烦恼的故事，有的纯属杞人忧天（比如所谓的宫颈糜烂），有的真是山崩地裂（比如宫颈癌）。

宫颈的中间是一个腔道（宫颈管），上端与子宫腔相连，下端与阴道相连（相连处称为"宫颈口"）。每月脱落一次的子宫内膜，也就是月经，就是通过宫颈管、宫颈口到阴道，然后再排出体外的。肉眼看宫颈口周围的组织没有明显区别，但如果用放大镜或者显微镜看，可以发现宫颈口周围的组织是由两种不同类型的细胞构成的。深部组织的细胞像牙齿样排列，称为"柱状上皮"，整个宫颈管的细胞都如此；宫口浅部或者外周的组织像鱼鳞样排列，称为"鳞状上皮"，阴道的细胞也如此。

无论怎样打通俗比方，在此也不得不说点专业名词。高柱状排列的柱状细胞与扁平排列的鳞状细胞交界的地方称为"宫颈柱—鳞交界处"，又称为"移行带"（SCJ）。这个被称为"移行带"的地方，会在太后级人物——卵巢分泌的激素的作用下，在女性月经周期的不同时期上退或下移，形成类似挫伤样的糜烂外观，让女性面红耳赤，蒙受不白之冤。而且，这个被称为"移行带"的地方，还可以受到某些物理性、化学性或生物性因素的攻击，发生病变。其中，最需要关注的，就是一种名叫"人乳头瘤病毒"（HPV）的病原体，它可引起宫颈的癌前病变，甚至引起宫颈癌。欣慰的是，针对宫颈癌前病变和宫颈癌，已经建立了一整套的筛查和早期诊治系统。

即使不幸罹患了宫颈癌，天也没有塌下来。只要发现得早，治疗效果仍然是很理想的，甚至还可以怀孕生子。更令人欣喜的是，目前已经针对引起宫颈癌的元凶——人乳头瘤病毒，成功研发出人乳头瘤病毒疫苗。可以说，只要主动关注，通过疫苗接种和其他措施，绝大多数女性可以避开宫颈癌，永葆青春和健康。

抛砖引玉地说了这些，还是请宫颈自己来说说在它的地盘上发生的大事小情吧。

【我的地盘（宫颈）上的那些事】

我的地盘位于子宫和阴道之间，全名叫作"子宫颈"，为了亲切些，叫"宫颈"也行。尽管属于女性内生殖器官之一，但妇科医生在检查时是可以看到和摸到的，这就给宫颈癌的筛查和早期发现带来了机会。

可以这么说，成年女性只要每1～2年进行一次宫颈防癌筛查，要在我的地盘上发现晚期宫颈癌还真不容易。在西方发达国家，晚期宫颈癌已越来越少了。

我的地盘是兵家（人乳头瘤病毒和其他微生物）必争之地，尤其是所谓的宫颈管的柱状上皮和扁平鳞状上皮交界的地方（称移行带）。先谈谈宫颈炎症吧，它可由各种物理的、化学的或者微生物的因素引起。

宫颈充血、水肿、脓性分泌物（如感染淋病后）是急性宫颈炎的表现；糜烂、那氏囊肿、息肉是慢性炎症的表现。急性炎症一般需要治疗，大的宫颈息肉如果引起不规则出血，通常需要摘除；但对于宫颈纳氏囊肿，如果没有白带增多的症状，不治也罢，只是不好看而已。再说了，谁看呢？

特别说说宫颈糜烂。有的女性一听"糜烂"二字，从脸一直红到脖子根，感觉比窦娥还冤！其实，它是一个极其常见的现象，已婚女性多有不同程度的宫颈糜烂，与作风基本没有关联。目前认为，宫颈糜烂是一种正常生理现象，是女性宫颈组织在性激素作用下的一种反应。甚至有人说，"宫颈糜烂"就像花开花谢一样，不"糜烂"反而不正常了、不年轻了。

尽管如此，如果宫颈糜烂引起同房后出血、白带多或者不孕，还是应该治疗的。而且，虽然现在已经不说糜烂会发展成癌，但宫颈糜烂与宫颈癌前病变在肉眼上很难区别。所以，对糜烂进行治疗（激光、微波、冷冻）前都应该做防癌检查。

那么，我们再说说宫颈癌前病变吧，它是由特殊的病毒（人乳头瘤病毒，HPV）引起的。

癌前病变的诊断过程已有定式，称为"细胞学—阴道镜—组织学"三阶梯。通常用薄层液基细胞学（TCT）作为筛查、寻找恶性细胞的线索，异常者再行阴道镜检查，并取活体组织进行显微镜检查（活检）。

常见的宫颈 TCT 异常包括：低度鳞状上皮内病变（LSIL）、高度鳞状上皮内病变（HSIL）、意义不明的非典型鳞状细胞（ASCUS）。在活检报告中，报告为宫颈上皮内瘤变（CIN）1 级、2 级和 3 级，CIN3 是癌前病变的最高版本，尽管离癌仅一步之遥，但仍不是癌！

简单说说宫颈癌。它是人乳头瘤病毒高负荷、持续感染的结果，是由未治疗的癌前病变发展而成。宫颈癌的分期非常细，大体说来，分为 I 期、II 期、III 期、IV 期，各期又分为 A 和 B 两个亚类。

所有宫颈癌都可用"放射治疗＋化学治疗"（称放化疗），仅在部分患者中考虑手术，包括年轻患者、早期患者（II 期 A 以前）、希望保留卵巢和阴道功能的患者。这样说是为了消除那些认为医生不给做手术就没有希望了的误解！对于宫颈癌而言，放化疗与手术同等重要或者更为重要。

实际上，我的地盘我一点儿都做不了主！能做主的是您——定期防癌检查，早期发现病变，及时恰当治疗！因为，宫颈癌是一种感染性疾病（HPV 感染），由于有较长的癌前病变过程，某种程度上是一种可以预防和治愈的疾病。讳疾忌医不可取，过度恐惧没必要。

以上就是关于宫颈常见健康问题的简单介绍。正是：

> 方寸之地是非多，大事小情先后来。
>
> 杞人忧天是糜烂，倒着开花宫颈癌。

听完宫颈的这番自我表白后，很多女性朋友都会松一大口气。但是她们说"宫颈糜烂"这个词还是让她们感到非常别扭。宫颈糜烂究竟是不是健康问题？与生活作风是否真有关系？请看下回分解。

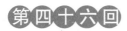

窦娥呈堂：子宫颈糜烂的自我辩护

"宫颈糜烂"是一个曾经让无数良家女子脸红心跳的名词。但现在认为，宫颈糜烂可能是一种并不存在的疾病，是一个被误读，更是被不良医生利用的名称，是一桩堪比窦娥还冤的公案。那么，实情究竟如何，且听宫颈糜烂的自我辩护吧。

"宫颈糜烂"是一个在妇科门诊经常听到的名词，我曾经在某家所谓的高端专科医院听到过一位"医生"这样"教导"病人："你的宫颈啊，已经被虫子吃掉大半了，糜烂得不行，再不治疗就会得宫颈癌！先用我们的阴道系列治疗液清洁，然后给你做臭氧除菌、纳米修复，让它光滑如玉……"而另一方面，网上的一些医生一直都在对宫颈糜烂进行声讨，认为宫颈糜烂是一种完全不存在的疾病，不需要做任何治疗，任何针对宫颈糜烂而进行的诊疗行为都是忽悠病人的。一时间，宫颈糜烂到底是不是病、会不会发展成为宫颈癌、该不该治疗引起了广泛讨论。

其实可以这么认为，宫颈糜烂可分为 3 种类型。第一种是目前医学上大多数人认为的宫颈柱状上皮移位，这是一种生理现象，是宫颈在不同雌激素水平作用下的表现。第二种是各种物理、化学、生物因素引起的宫颈糜烂。这两种宫颈糜烂都不会发展成为宫颈癌。第三种是由于特殊的微生物即人乳头瘤病毒感染同时合并的宫颈糜烂，是宫颈癌前病变的表现。所以，对于宫颈糜烂，不能一概而论地认为是重病而吓唬病人，但也不能完全认为其不是病而不重视。即使是前两种宫颈糜烂，如果有白带异常和接触性出血，也需要治疗。而对于第三种类型的宫颈糜烂，更需要重视，进行宫颈癌筛查，并做相应处理。

一如既往，还是让宫颈糜烂自己来做呈堂证供吧。

【来自宫颈糜烂的自我辩护】

人们称我为"宫颈糜烂"，我很不自然。因为"糜烂"二字总让人产生作风不正之类的联想。实际上，尽管宫颈糜烂与性生活之间的关系的确说不清、道不明，但是糜烂的严重程度却与是否有多个性伴并没有直接联系。换句话说，一个性伴可以使宫颈很糜烂，而有多个性伴者其宫颈未必糜烂。

以前我是过街老鼠，人人喊打。全世界的人都认为宫颈糜烂是宫颈炎症这一黑恶家族中的骨干成员，其他成员还包括急性宫颈炎（宫颈充血水肿、白带多、异味等）、慢性宫颈炎（白带多、异味）、宫颈纳氏囊肿、宫颈息肉，等等。甚至还认为，如果不对宫颈糜烂进行治疗，就会发展成为子宫颈癌。

目前，我的日子稍微好过一些。新的观点认为，宫颈糜烂并非真正的病，它很可能是女性宫颈的生理改变，权威专家们甚至建议废弃"宫颈糜烂"这一疾病名称。但是，不用说您本人，很多医生目前也还不能接受这一观点。

另外，对于宫颈糜烂会发展为宫颈癌的观点，目前也进行了修正。实际上，引起宫颈糜烂的原因有多种（病毒的、细菌的、激素的、物理或化学的因素），而宫颈癌则是感染了人乳头瘤病毒（HPV）这种特殊病毒的结果。换句话说，宫颈癌或者癌前病变可以表现为宫颈糜烂，但只有由HPV感染导致的糜烂才会发展成为宫颈癌。

我承认，人们重视宫颈糜烂是正确的。主要原因在于，宫颈糜烂与宫颈癌前病变或者与宫颈癌在肉眼检查上很难区分。因此，对于宫颈糜烂，在进行治疗前都需要先做宫颈防癌检查，排除宫颈癌前病变和宫颈癌。

　　当然，如果这种甚至不再称为病的宫颈糜烂引起了令人难受或难堪的症状，如白带多、白带带血、性交后出血，合并感染引起白带异味或者引起不孕，等等，还是应该治疗的。

　　目前，宫颈糜烂的治疗方法主要包括药物和物理治疗（冷冻、电凝、激光、微波等）。对于轻度糜烂，药物有一定效果；对于中度到重度宫颈糜烂，通常需要物理治疗。再次强调，治疗前需要做宫颈防癌检查。

　　至于那些名字动听、价格数千甚至上万的治疗宫颈糜烂的高科技方法，除非您十分有钱，否则缓缓也罢！

　　简言之，你们需要重视我的存在，但也没必要太拿我说事儿！陈述完毕！

　　以上就是宫颈糜烂的自我辩护。正是：

　　　　一代窦娥上公堂，宫颈糜烂语调扬。

　　　　我思我在不是事，请君筛查把癌防。

　　很多到我门诊的女性朋友说，听完"宫颈糜烂"这番自证清白的呈堂证供后，才明白这个将自己折磨得不成人形的医学名词根本不是个事儿。但公正地讲，对于宫颈糜烂，也不能一概说没有问题，比如本回开始所说的第三种类型的宫颈糜烂，也就是由特殊的病毒引起的、宫颈呈糜烂外观的宫颈癌前病变甚至早期宫颈癌。在多个正式场合，我们都听到"人乳头瘤病毒"这一大名，但私下有人不屑地说，它就是个小山贼而已。到底情况如何？不妨浓墨重彩请出这位朋友做个自我介绍。请看下回分解。

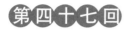

贼小气大：人乳头瘤病毒真情告白

高危型人乳头瘤病毒（HPV）感染是引起宫颈癌的必要条件，两者有明确的因果关系，该发现获得2008年诺贝尔生理学或医学奖。但HPV自己说，与其他病毒（引起肝癌的乙型肝炎病毒HBV，引起艾滋病的人类免疫缺陷病毒HIV）相比，它就是个小山贼而已，且听它如何真情告白。

随着医学科学的发展，病毒感染与肿瘤的关系受到广泛重视。先前人们已经清楚，乙型和丙型肝炎病毒感染与人类肝癌的发生明确有关，西方国家的人接种肝炎病毒疫苗后，肝癌的发生率明显下降。近年的研究发现，人乳头瘤病毒（HPV）与宫颈癌有明确的因果关系，德国科学家祖尔·豪森的这项发现获得了2008年诺贝尔生理学或医学奖。因此，通过对HPV感染状态及其引起的宫颈癌前病变的检测，以及更提前一步的疫苗接种，可以预防、早期发现、治疗甚至消灭宫颈癌。

到目前为止，已经发现了100多种不同类型的人乳头瘤病毒，其中有54种可以感染生殖道黏膜。依据人乳头瘤病毒与癌瘤的关系，感染肛门生殖器的人乳头瘤病毒可归类为低度危险、中度危险和高度危险型。低危型人乳头瘤病毒常常出现在良性病变中，如HPV6、HPV11；中危型人乳头瘤病毒存在于中重度不典型增生病灶中；高危型人乳头瘤病毒则通常在重度不典型增生和癌灶中，如 HPV16、HPV18 型，可在大多数宫颈癌，一些肛管癌、阴茎癌和阴道癌中检测到。

需要明确，HPV 感染只是发生宫颈癌的必要条件。换句话说，一般而言，如果不感染 HPV，就不会发生宫颈癌（当然凡事都有例外）。但 HPV 感染并不是宫颈癌发生的充分条件，也就是说，并不是感染了 HPV 就会发生宫颈癌。这很好理解，因为任何感染性疾病的发生都是病原体与人体防御系统博弈的结果。实际上，女性感染 HPV 是一种很常见的事件。据估计，大约 40% 的女性在一生中会遭遇感染 HPV 的机会，但 80% 或者更多的女性会在半年内自动清除病毒，只有在那些免疫功能有问题，或者频繁大量接触 HPV 的女性中，才会形成持续的 HPV 感染，后者中一小部分会发展为宫颈癌前病变，如果没有被发现和治疗，一部分会发展成为宫颈癌。

以前认为，初次性生活年龄小、性交过频、多个性伴、感染性传播疾病、多次分娩、单纯疱疹病毒感染、吸烟、酗酒、吸毒等都是引起宫颈癌的原因。但自从明确人乳头瘤病毒是引起宫颈癌的必要条件后，人们发现这些因素都不是直接原因，而只是间接原因或起协同作用。这些因素或者增加了人乳头瘤病毒感染的风险，或者降低了人体对抗 HPV 的免疫功能，从而增加了宫颈癌的发病危险。

为了更好地理解 HPV，也请 HPV 自己来表白一下。

【人乳头瘤病毒（HPV）的真情告白】

我是 HPV，中文名叫"人乳头瘤病毒"，是近几年的一个大腕级人物，尽管还没有搞成"HPV 门"，但已经全球风雨了。我也来说上几句。

首先，我的家族成员很多，有 100 多个，但实际上给宫颈造成麻烦的多半是 HPV16 和 HPV18 两个而已，尤其是 HPV16。

我非常自豪，因为我成就了一名叫豪森的德国老伯，他居然发现我

（HPV）与宫颈癌之间存在明确因果关系，并由此获得2008年度诺贝尔生理学或医学奖。

我有点儿自卑，因为我其实只是个山贼而已，与其他大腕（乙型肝炎病毒HBV和丙型肝炎病毒HCV，均能引起肝癌；人类免疫缺陷病毒HIV，引起艾滋病）相比，我只在宫颈上闹点事儿，而且只要您稍有警惕（每两年进行一次宫颈癌筛查），我就难成大事。

至于我是如何缠上您的，很多时候是天知地知您知我知，但有时是真的不知道。通常是通过性行为，但接触不干净的卫生洁具和用品后也可能沾染上我。

其实，并不是一沾上我就会得宫颈癌！只有长期地、持续地、高负荷地与我亲密接触，才会引起宫颈的癌前病变和宫颈癌。

据说，40%的女性在一生中的某个时期都与我有过接触，但我通常作为访客出现，停留七八个月后多半自动离开。但如果您的状态不好（免疫能力下降）、环境适宜（多个性伴、不洁性生活），我就会定居。

如果妇科医生发现我缠上了您，您当然会紧张和不快。但是，从另一个角度来说，这也是一件比较幸运的事情。（绝非站着说话不腰疼！）因为，我被暴露后，我家族的后续破坏工作多半就做不成了。

那么，什么时候要怀疑到我，并对我展开调查呢？以前是先通过宫颈薄层液基细胞学检查（即TCT）发现苗头，然后对我进行调整，后来是TCT和HPV检测同时进行，现在认为直接检查HPV价值更大。如果TVT提示有意义不明的非典型鳞状细胞（称为"ASCUS"）或者更高程度的病变，那就要进行HPV检测。如果证实我不在现场（即HPV阴性），您大可以放心，半年之后复查TCT即可；如果证实我确实在现场（即HPV阳性），您就需要进一步检查，做阴道镜和活检。如果TCT发现为更高级别的病变，我就基本应该自首了，检查只是留底备案而已。

至于如何对我进行调查，有几条途径：一是宫颈薄层液基细胞学（TCT）报告单上会提示；二是HPV分型，如报告HPV16、HPV18阳性等；

三是杂交捕获的人乳头瘤病毒检查（HC2），除了报阳性之外，还报具体数值（是半定量，和 HPV 的量有一定相关性，但不绝对平行）。目前认为，HPV 分型是最好的检测方法。

如果准备怀孕的女性沾染上我，我建议您还是先把我的大部队打发走了之后再怀孕（HPV 值明显降低）。潜伏下来的少量人员一般不会影响妊娠结局。

即使我已经给您带来了伤害（如各种类型的宫颈癌前病变），您仍然是可以搞定我的。狂轰滥炸式的攻击（各种针对宫颈病变的物理治疗和锥切）能消灭我的大部分队伍，即所谓"治病即治毒"，留下的残兵一般很难组织有效进攻。而且，您自身的免疫能力有可能最终将我请出。

基本可以负责任地说，目前还没有口服药物能对付我。在宫颈局部使用干扰素可能有一定效果。西方国家已经开发了新式武器，即治疗性 HPV 疫苗和预防性 HPV 疫苗（主要针对 HPV16 和 HPV18）。据他们官方发布的消息，效果还是不错的。

总之，我并非可怕至极，但您的确需要关注我，否则，真的会闹出点儿动静的！

听完人乳头瘤病毒这番感人至深的真情告白后，很多女性朋友会被这个小小的病毒的坦诚所打动，甚至有人开始"爱"上这个病毒了。正是：

山贼虽小脾气大，视而不见毛也炸，

病毒真情来告白，让尔释怀心放下。

但是，要提醒各位朋友，正如 HPV 病毒结束自我告白时所说，人们还是需要关注它，不能完全掉以轻心。如何才能防止人乳头瘤病毒造成病变，甚至发展成为宫颈癌呢？其实，人们已经建立了一套行之有效的流程。请看下回分解。

附：人乳头瘤病毒与宫颈癌的关系背后的故事

2008 年 10 月 6 日，举世瞩目的诺贝尔生理学或医学奖公布了，奖项与两个病毒有关：人乳头瘤病毒（HPV）和人类免疫缺陷病毒（HIV），它们分别导致人类的宫颈癌和艾滋病。德国科学家哈拉尔德·楚尔·豪森（Harald Zur Hausen）凭借有关 HPV 的研究独享诺贝尔奖一半的奖金，另外两位科学家分享另一半。获得诺贝尔奖后，豪森成了举世闻名的人物。然而，有多少人知道这份荣耀背后的曲折呢？

让我们把镜头拉回到 20 世纪 30 年代。1936 年，在德国西北部一个叫埃森（Een）的城市，一个伟大的人物降生了，他就是哈拉尔德·楚尔·豪森。20 世纪 50 年代末 60 年代初，豪森成为医学生和医生。很多疾病包括癌症令他焦头烂额，他"对引起这些疾病的感染性病因更感兴趣，远胜过癌症本身"。

于是，豪森一头扎进实验室。然而，与瓶瓶罐罐为伍的工作没有给他带来多少乐趣和成就感。他曾试图用牛痘病毒去破坏小鼠细胞内的染色体，但收获不大。当时这个领域很冷门，没有前人的工作可供参考。他修读了细胞遗传学和分子生物学。但挫折越来越多，经过痛苦的思考，豪森决定换个环境工作。

这个时候，来自大西洋彼岸的一封信改变了豪森的命运，也可以说改变了世界女性的命运。美国宾夕法尼亚大学医学院给豪森所在的研究所写信，希望有一位年轻的德国学者前往合作研究。

然而，与国内很多权威专家一样，所长大人每天都要接到类似来信，于是，他看了一眼信之后就随手丢进废纸篓。

有趣的是，所长先生中午无意间对豪森他们提起这件事。于是，戏剧性的一幕发生了：豪森毫不犹豫冲到所长办公室，从废纸篓中捡回了那封信，然后就去了美国费城。在宾夕法尼亚大学，豪森遇到了著名病毒学家亨里夫妇（Werner Henle & Gertrude Henle），学习到了一种使用 EB（Epstein-Bar）病毒改变伯基特氏（Burkitt）淋巴瘤细胞染色体的技术。

三年后他回到德国，在自己的实验室首次发现病毒基因可以整合到人类细胞的基因组中，第一次显示病毒能够以基因组的形式（而不是完整的病毒颗粒）存在于人类肿瘤细胞，通过修饰基因组使细胞呈肿瘤性生长。在淋巴细胞中发现病毒的信号完全在意料之中，因为 EB 病毒可以引起单核细胞增多症。意外的是，豪森和他的同事们在一种上皮性癌——鼻咽癌细胞中也发现了 EB 病毒，这让豪森脑洞大开！

豪森提出了一个大胆的假设：同为上皮细胞癌变的官颈癌，或许并非是由单纯疱疹病毒引起。这和当时主流的观点大相径庭，后者认为官颈癌的元凶是单纯疱疹病毒——让嘴角长小水泡的病毒！不得不说，伟大的发现，门的开合，其实是在一念之间！

从 1972 年开始，豪森就着手检验自己的假设。然而，这是一条前人没有走过的路，他面临的是来权威世界的质疑。尽管人乳头瘤病毒（HPV）被当作官颈癌诱因的候选病毒之一，但这种病毒难以分离，并且无法在培养基中离体培养，于是他转而提取病毒的 DNA 去感染正常组织。令人失望的是，来自足底鸡眼的 HPV 的 DNA 无法导致生殖器疣，更不用说诱发官颈癌。换作别人，恐怕早已把 HPV 排除出列，所幸豪森坚持认为这可能是两类不同的病毒，致病的应该是另外的类别。

时间到了 1974 年。这一年，豪森前往美国佛罗里达参加一场国际会议，准备报告他们关于病毒感染与宫颈癌相关性研究的初步结果。巧合的是，豪森上台演讲之前，一位来自芝加哥的研究者报告他从一个宫颈癌患者的标本中得到了 40% 的单纯疱疹基因组，这几乎从生物学上坐实了当年流行的观点——单纯疱疹病毒是宫颈癌的致病病毒。听众们对这位研究者的发言报以雷鸣般的掌声。

随后豪森上台，根据他的报告题目，我猜想豪森大概是这样说的：各位同道，对不起，我们的研究团队在宫颈癌中没有检测到单纯疱疹病毒，我们并不认为人单纯疱疹病毒是宫颈癌的病因。

对于豪森不按常规出牌的报告（即阴性结果），现场听众有的惊呆、质疑，有的不屑、冷漠！听众们以石头般的静默（stony silence）来表达他们对豪森所讲的观点的反对，认为豪森的阴性结果是因为所用的检验方法的敏感性不够。他们毫不留情地批评了豪森，或许是这样说的："年轻人，回去好好做实验，不要信口开河！"

那一刻，伟大的英雄孤独地转身离开了。但是请注意，转身离去的是一头大象，而不是一只老鼠，他注定要走向属于他的那片天空！回忆这段经历时，豪森说这是他职业生涯中的谷底。幸运的是，豪森没有放弃，坚持将文章投了出去。2006 年《癌症研究》以争议性的形式发表了一篇数百字的短文。三年之后，豪森终于从生殖器疣中分离出了首个 HPV，但研究发现与宫颈癌无关，直到分离出 HPV16，豪森才看到成功的曙光——近一半的宫颈癌患者细胞中都含有此病毒的 DNA。此后，豪森团队又找到了另一种导致宫颈癌的 HPV18 和致癌机制。1977 年，豪森发表了一篇论文，题目是《人乳头瘤病毒及其在鳞状细胞癌中可能的作用》。

随后事情的发展就比较顺利了，越来越多的研究支持证实了豪森的假说。1999 年，高危型 HPV 的持续感染是宫颈癌的必要条件终于完全被证实："几乎所有的宫颈癌患者的病理标本中均能找到 HPV 病毒，从而印证了 HPV 是宫颈癌的主要原因，也使宫颈癌成为目前人类所有癌症病变中唯一病因明确的癌症。"

2006 年，豪森将这一漫长的研究历程浓缩成一本书《致病性人乳头瘤病毒》。这一年，距离他获得诺贝尔奖还有两年。《致病性人乳头瘤病毒》并不是大部头，只有薄薄的 284 页，可那又怎样？！我又在网上检索了一下豪森先生一生中发表的 SCI 文章，居然没有超过 40 篇！这丁点儿文章，在中国恐怕评长江学者都难！我们或者可以说，豪森是德国的屠呦呦，屠呦呦是中国的豪森。

这些故事，在正规的学术期刊上查不到，我也是费了九牛二虎之力才从英文网站上查到的，所以译后分享出来。实际上，豪森获得诺贝尔奖是当之无愧的！因为人乳头瘤病毒与宫颈癌之间因果关系的发现，带来了两项革命性的改变，一是宫颈癌筛查策略的改变；二是宫颈癌疫苗（有人称为人乳头瘤病毒疫苗）的诞生！

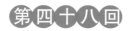

阻敌有方：子宫颈癌的筛查和诊断

子宫颈癌的筛查和诊断已经建立了一套有效的流程（三阶梯模式）。包括宫颈细胞学（TCT检查）或病毒学（人乳头瘤病毒检测）初筛，有异常者用阴道镜进行评估，并取得活体组织在显微镜下进行组织学确诊。这个流程能检测出大部分的早期宫颈癌变。

宫颈病变是一个尚未界定的、比较泛化的概念，有广义和狭义之分。广义的宫颈病变是指在宫颈区域发生的各种病变，包括炎症、损伤、肿瘤（以及癌前病变）、畸形和子宫内膜异位症等；狭义的宫颈病变是从妇科肿瘤的角度而言的宫颈病变，限定为宫颈上皮内瘤变（英文缩写为"CIN"），包括各种类型的宫颈非典型增生和宫颈原位癌。鉴于人乳头瘤病毒（HPV）感染的重要性，有人主张将HPV感染也归入其中。

宫颈病变是女性的常见病，最严重的情况当然是子宫颈癌。在欧美发达国家，晚期宫颈癌已明显下降，这些国家在宫颈癌前病变的早期就能进行诊断和治疗。而在发展中国家，由于宫颈筛查工作不完善，宫颈癌是发达国家的6倍，其中很多患者确诊时已是浸润癌。

从宫颈的癌前病变发展为宫颈癌，需要5～10年时间。因此，宫颈癌是一种可预防、可治愈的疾病，关键是要进行筛查，防患于未然，并在早期进行干预。与筛查同样重要的是对人群的健康教育，注意性卫生，减少性传播疾病的风险，也就减少了宫颈癌的患病风险。

【为何要重视宫颈病变】

CIN（宫颈上皮内瘤变）是发生在癌前的病变，它的外表可以是正常的，但细胞学或组织有了异常增殖的改变，介于病理医师眼中的病和病人的病之间，既具有上皮细胞的异型性，又保持一定的分化能力。在某种意义上，它有双向发展的可能性。

依据病变的程度，CIN 可分为 CIN1、CIN2 和 CIN3。如何理解宫颈病变的不同级别？简单地说，我们可以将一面墙壁（类比为宫颈上皮全层）平均分为 3 等份。异常的细胞都是来源于地板也就是基底层的细胞，逐渐向上发展。如果异常细胞局限于墙壁的下 1/3，称为 CIN1；如果异常细胞超过了下 1/3 但没有超过下 2/3，就称为 CIN2；如果异常细胞超过了 2/3，就称为 CIN3。超过 2/3 一点点就可以称为 CIN3，超过 2/3 至未布满整个墙壁也是 CIN3。如果布满了上皮全层，就称为"原位癌"。但是，尽管异常细胞布满墙壁（上皮全层），甚至到达了天花板，只要没有向地板（基底膜）下面发展，都称为"原位癌"。一旦异常细胞向下发展，突破地板（基底膜）到达别人家中，就成为浸润癌，后者可能会发生转移。

很难预测每一例 CIN 的结局，因为它们都有向良性退缩和进一步向恶性发展的危险性，CIN1、CIN2 和 CIN3 发展成为癌的危险比例分别为15%、30% 和 45%，甚至 CIN1 或 CIN2 可以直接发展成为浸润癌，而不经过 CIN3 阶段。虽有一些幸运者不经治疗自然消退或逆转，但这对每个案例而言是难以估计的，因此心存侥幸是不可取的。无论如何，CIN 发展成为原位癌的概率为正常的 20 倍，发展成为浸润癌的概率为正常的 7 倍，这就是要对 CIN 予以重视和正确处理的理由！

而在 CIN—早期浸润癌—浸润癌的连续发展过程中，正确的干预治疗几乎可以完全阻断这一过程。对 90% 的女性，从宫颈病变到癌的自然演变一般需要 5 ~ 10 年，这是一段很重要的、不可忽视的时间。所谓宫颈癌是可以预防、可以治愈的疾病，关键就在于此期的及时诊断和处理。

液基薄层细胞学检查和 HPV 检测相结合的方法，能测出绝大多数癌前病变，这些现代化的检测技术使宫颈癌有望成为目前唯一通过努力可以得到全面控制的肿瘤，这也是国家将宫颈癌和乳腺癌纳入女性"两癌"筛查的原因。

【如何诊断宫颈病变】

目前认为，对宫颈病变的诊断应遵循"三阶梯诊断"原则，依次进行细胞学检查、阴道镜检查和组织学检查。

首先是宫颈细胞学的筛查。所有有性活动或年龄超过 21 岁的女性，都应每年或者至少两年进行一次宫颈细胞学抹片检查。有条件的地区可将人类乳头瘤病毒（HPV）感染作为筛查内容，目前认为它比细胞学检查的价值更高。当连续 3 次或 3 次以上检查均获得满意且正常的结果，则可由医生决定对低度危险者减少检查次数。由于我国幅员广大、人口众多，经济文化和医疗卫生均处于发展阶段，难以做到上述的普查规划，但医生和女性本人都需要树立筛查意识。对经济情况许可的女性，推荐采纳上述检查建议。

细胞学（病毒学）检查或筛查的结果不是宫颈病变的最后诊断。宫颈细胞学检查结果正常，定期随诊，并重复细胞学检查。对异常的患者，如 ASCUS 和 AGCUS 者，在两年内每 4 ~ 6 个月重复进行一次宫颈细胞学检查，若发现问题，应行阴道镜检及直接活检，或者进行宫颈管诊刮。阴道镜检查的目的是从视觉和组织学上确定宫颈和下生殖道的状况，全面观察鳞状细胞交界和移行带，评定病变，确定并采取活体组织，做出组织学诊断，为进一步处理提供依据。

宫颈活检、颈管诊刮和宫颈锥切都有重要的组织学诊断价值。宫颈活检应在阴道镜下进行。事先做碘试验，选择病变最重的部位取材；由于病变是多灶性的，主张做多点活检。颈管诊刮用于评估宫颈管内看不到的区域，以明确其有无病变或癌瘤是否累及颈管。宫颈锥切是宫颈病变和早期宫颈癌诊治过程中的重要手术，不能被阴道镜指导下的多点活检取代。

细胞学（病毒学）、阴道镜检和组织学检查既是诊断方法，也是依次进行的三阶梯诊断程序，一般不逾越。细胞学（病毒学）是初始检查，是其他两项的基础。正是：

连环阻敌防火墙，两癌筛查非过场。

三级阶梯逐一挡，不让宫颈遇强梁。

那么，对于经过三阶梯程序诊断出来的宫颈病变，该如何进行干预才能阻断其发展成为宫颈癌呢？请看下回分解。

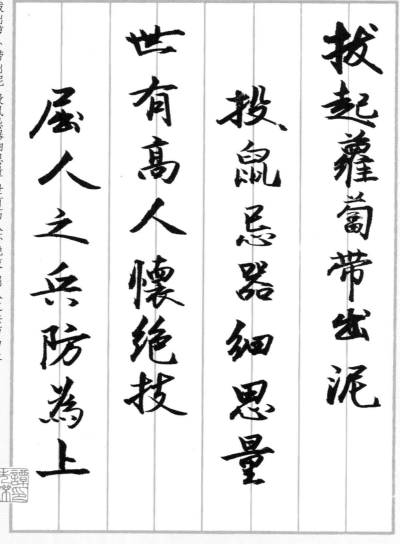

拔出萝卜带出泥　投鼠忌器细思量　世有高人怀绝技　屈人之兵防为上

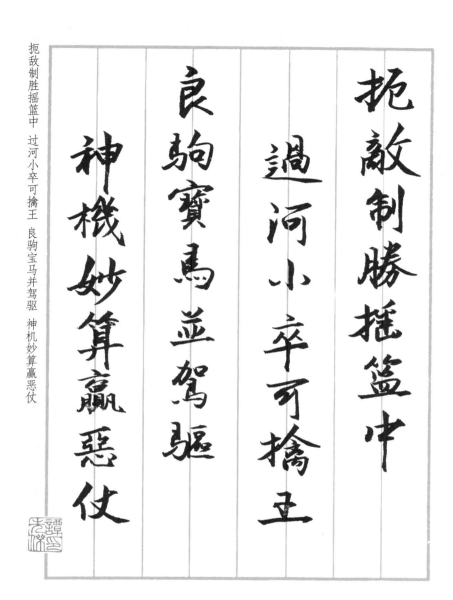

扼敌制胜摇篮中

過河小卒可擒王

良駒寶馬並駕驅

神機妙算贏惡仗

扼敌制胜摇篮中　过河小卒可擒王　良驹宝马并驾驱　神机妙算赢恶仗

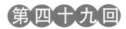

扼敌制胜：宫颈上皮内瘤变的诊治

> 宫颈癌筛查不仅能够及时发现宫颈癌，更重要的是可识别和处理癌前病变，从而将宫颈癌扼杀在摇篮中。通常将 2 级和 3 级宫颈上皮内瘤变称为"高级别病变"，而 1 级则称为"低级别病变"，对两种病变的处理方式不同。鉴于宫颈癌前病变的常见性，不妨稍微深入了解。

由于宫颈癌筛查的价值得到证实，国家已经将其纳入女性"两癌"（宫颈癌和乳腺癌）筛查计划。筛查的目的不仅仅是及时发现宫颈癌，更为重要的在于识别各种级别的宫颈癌前病变。因为对这些癌前病变进行恰当处理，就能在很大程度上阻断其进一步发展成为宫颈癌。

宫颈癌前病变的程度不同，患者的具体情况也有差别，而治疗选择又有多种。因此，在对宫颈癌前病变进行治疗时，既要避免治疗过度，如动辄小题大做切除子宫；又要避免治疗不足，如本来该做宫颈锥切而进行物理治疗。具体而言：第一，需要根据宫颈上皮内瘤变（CIN）的级别制定诊疗原则，做到规范化；第二，根据患者年龄、婚育状况，病变程度、范围、级别，以及随诊、技术条件等综合考虑，做到个体化。

1. 对 CIN1 的处理

资料显示，在 CIN1 患者中 65% 甚至更高比例的病变会自行消退；

20%的病变持续存在，保持不变；只有15%的病变会进展。目前倾向于认为CIN1只是代表人乳头瘤病毒（HPV）的感染状态，并非真正的癌前病变。因此，对CIN1的女性，如果没有同房出血或白带过多等症状，可以不用治疗，定期复查，或者可以局部给予药物。如果有白带多或同房后出血症状，而检查宫颈呈糜烂样外观，可给予物理治疗。只有后面提到的少数情况才做宫颈锥切，否则就有可能属于治疗过度。

2. 对CIN2的处理

对CIN2一般不主张观察，需要进行治疗。可进行物理治疗，如冷冻、电凝、激光等。这些方法各有优点、缺点，有效性无显著差异。物理治疗的缺点是不能保留组织标本，患者没有机会得到再一次诊断。高频电刀宫颈环形电切（LEEP）也可用于CIN2的治疗，优点是能够保留组织标本做病理检查，患者有再次诊断的机会，有可能发现一小部分活检未能发现的宫颈原位癌和浸润癌。

3. 对CIN3的处理

有45%（甚至有报告65%）发展成为原位癌或两者合并存在，CIN3本身即包括重度非典型增生和原位癌，所以需要通过锥切进行治疗，而且还可排除浸润癌。年龄较大或宫颈萎缩严重无法进行锥切者，可直接行全子宫切除。

任何级别的CIN、任何手段的治疗后，均应进行定期复查。孕期发生的CIN，75%可在产后半年内消退，故更主张保守观察。

可以看出，对于CIN3，需要进行锥切一般没有疑问，但对于CIN1和CIN2，什么时候需要处理，用什么方法处理，有兴趣的读者可以深入了解。

【宫颈上皮内瘤变1级（CIN1）的处理】

这一问题看似简单，回答起来却颇为复杂。医生能迅速告知答案，但至于为什么却需要很多背景知识。

首先，需要知道宫颈细胞学检查TCT结果。TCT的结果报告比较繁杂，简单分为3类。

1. 大致正常：包括报告为正常，未发现恶性细胞、良性反应性改变、炎症。

2. 细胞学的低级别病变：包括意义不明的非典型鳞状细胞（ASCUS）、鳞状上皮低度病变（LSIL）。

3. 细胞学的高级别病变：鳞状上皮高度病变（HSIL）、鳞状细胞癌（SCC）、腺癌等。

其次，需要知道阴道镜检查是否满意。

1. 满意：宫颈的柱状上皮和宫颈的鳞状上皮交界的部位（称为移行带，是宫颈癌前病变容易发生的部位）被检查医生看到，而且在这些部位取了活体组织送病理检查，那么可以大胆假设，宫颈上存在比 CIN1 更重病变的可能性很小。

2. 不满意：由于种种原因，医生无法看到移行带，无法在这些部位取活检，那么就要怀疑活检的地方可能并不是病变最重的部位。换言之，宫颈上可能存在比 CIN1 更重的病变。

最后，了解宫颈病变治疗方法的优点和缺点。

1. 随诊观察：不做治疗，定期复查。

2. 物理治疗：烧灼破坏受累宫颈组织，包括宫颈冷冻、激光、电烙、射频、冷凝等。优点是操作简单，门诊就行；缺点是不能获得组织标本，烧了就烧了，啥也看不见了。

3. 手术治疗：圆锥形切除一部分宫颈组织，称为"宫颈锥形切除术"（简称"宫颈锥切"）。优点是能够提供标本进一步检查，以发现可能存在的更严重病变；缺点是创伤稍大，需要住院。

有了这些信息后就可以选择 CIN1 的处理方案了。

第一种情况：细胞学和阴道镜的结果两者符合。

如果细胞学（TCT）报告为低级别病变，包括 ASC-US 或 LSIL，而阴道镜活检的结果是 CIN1，也就是说两者是符合的，那么治疗主要取决于是否是合并症状。如果合并同房后出血，宫颈呈糜烂外观，可以进行物理治疗，如宫颈激光；如果没有症状，仅仅是常规体检发现问题，就不需要治疗，定期复查即可。

第二种情况：细胞学和阴道镜的结果两者不符合。

如果细胞学（TCT）报告为 HSIL 或 AGC，但阴道镜活检结果仅为 CIN1，而且阴道镜检查提示不满意，最好进行宫颈锥切；如果阴道镜检查满意，但合并有宫颈糜烂外观、同房后出血等，可以做宫颈激光；如果没有症状或宫颈光滑，也可定期复查。

这显然是一个很烦琐的决策过程。所以我的建议是，找信任的医生看病，只需要知道答案，至于为什么则是医生的事。

【宫颈上皮内瘤变 2 级（CIN2）的处理】

一般而言，对于宫颈上皮内瘤变 2 级（即 CIN2），做宫颈激光或者高频电刀宫颈环形电切（LEEP）均可。但在做出选择之前，同样要明确阴道镜检查是否满意。

如果阴道镜检查是满意的，可以假设宫颈上不会存在比 CIN2 更重的病变，这种情况可以做宫颈激光，对病变部位进行烧灼破坏即可。相反，如果阴道镜检查结果不满意，宫颈上可能存在比 CIN2 更重的病变。这种情况下就需要进一步对切除部分宫颈来做病理检查，也就是宫颈锥切。

宫颈锥切的方法有多种，包括冷刀锥切、普通电刀和高频电刀宫颈环形电切（LEEP）。对于需要切除活检的 CIN2，LEEP 是最合适的方式，损伤小、恢复快。

以上就是关于宫颈上皮内瘤变诊治的简单介绍。正是：

癌前病变是过程，悄无声息做前锋。

精准应对守关隘，扼敌制胜立大功。

而对于更高级别的病变，如 CIN3 和一些极早期别的宫颈癌，则需要做冷刀锥切。宫颈锥切是宫颈病变和早期宫颈诊断和治疗中的关键手术，有兴趣的读者或者需要的朋友不妨适当深入了解。请看下回分解。

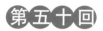

兵卒擒王：谈谈子宫颈锥形切除术

在宫颈病变和宫颈癌的筛查防治体系中，有一种需要提及的手术——子宫颈锥形切除术。这是一种什么样的手术？对女性的生理和性生活有何影响？为什么不连同宫颈一起直接切除子宫？手术后需要注意哪些问题？让我们来了解这种具有过河兵卒能量的小手术。

子宫颈锥形切除术（简称锥切）是将子宫颈由外向内圆锥形切除一部分的手术。权威观点认为，一家医院锥切开展的多少在某种程度上体现其对子宫颈癌的诊治水平。但一些女性会提出，宫颈都有癌前病变，离癌只有一步之遥，而且已经有孩子不考虑生育了，不如干脆把子宫切除算了，为什么非要让我遭两次罪呢？坦白地说，一些医院的普通医生也是这种观点，但是专业医生一般不会这么做，有两方面原因。

一方面，如果不进行干预，癌前病变经过较长时间（平均 5 ~ 8 年）后，部分患者会变成癌，但它毕竟不是癌！同时，宫颈病变说到底仍然是宫颈的问题，除非发展成晚期宫颈癌，一般不会累及子宫体，因此大多数情况下对宫颈进行锥切就足够了，没有必要切除子宫。国际上关于宫颈病变的权威指南认为，子宫切除不能作为 CIN 的首选治疗。

另一方面，对于某些早期的宫颈癌（例如 IA1 期、IA2 期或 IB1 期），如果直接行子宫切除，术后病理检查结果发现为 IA1 期宫颈癌，当然很幸运，因为全子宫切除刚好手术范围足够。但如果不幸是期别更晚的 IA2 期或 IB1 期，就很被动。因为这些情况下仅仅做全子宫切除不够，还要切除子宫旁有潜在转移可能的组织（即根治性子宫切除）。做补救手术非常困难，容易发生副损伤，如膀胱损伤和输尿管损伤。

【哪些宫颈癌前病变需要做宫颈锥切】

鉴于上述两方面的考虑，阴道镜检查和活检诊断为宫颈癌前病变后，一些患者需要做宫颈锥切术。

具体而言：①对于 CIN3，除非患者非常年轻，没有生育，且阴道镜检查满意可做宫颈物理治疗外，一般建议宫颈锥切。90% 的 CIN3 患者通过宫颈锥切即可达到治愈目的。②对于 CIN2，如果阴道镜检查不满意，也推荐进行锥切。但考虑到患者的病变程度轻，或者还没有生育，可采用范围稍小的特殊方法锥切，即高频电刀宫颈环形电切（LEEP）。③阴道镜活检诊断宫颈原位癌，但不能排除有间质浸润。④阴道镜活检诊断有间质浸润，但浸润深度和宽度不清楚。浸润深度和宽度与早期宫颈癌的精细分期有关，涉及不同的治疗选择。⑤细胞学结果与阴道镜活检结果不符合，即细胞学检查为高级别鳞状上皮内病变，但阴道镜活检结果为低级别病变甚至炎症，这时就需要第三方，也就是宫颈锥切来进行判断。

宫颈锥切仅仅切除了宫颈的 1/4 ~ 1/3，对宫颈的完整性有一定破坏，但并不明显。恢复后不会影响性生活，对怀孕本身也没有影响（甚至更容易怀孕），但早产和流产的概率理论上会高一些。由于女性知道自己做了宫颈锥切，怀孕后行事比一般女性更加小心谨慎，因此可以一定程度抵消这一影响。宫颈锥切并不是剖宫产手术的绝对指征，但分娩时需要更加关注宫颈的情况。

对于准备接受宫颈锥切或者刚刚做了锥切手术的女性，可以深入阅读以下内容。

【宫颈锥切手术后需要注意哪些问题】

宫颈锥切虽为小手术，但如果把握不好，仍可能出现问题。

1. 残端出血

曾经有报告称其发生率高达30%。通过对手术操作步骤进行改进后，目前发生率不到2%。早期出血多因创面电凝结痂脱落或结扎不紧，所以要求患者在宫颈锥切手术早期少活动（而一般手术鼓励尽早活动）；术后2周左右出血多是因为缝线吸收、张力消失所致，创面感染也可引发或加重出血。对于锥切后出血患者，轻者（少于月经量）可观察并使用止血药物；重者需直视检查寻找出血部位，压迫止血，必要时缝合。

2. 创面感染

发生率为5%左右。除了强调手术前检查阴道清洁度，治疗已经存在的阴道炎症外，术后适当使用抗生素。患者术后1周开始冲洗阴道，减少创面感染并促进愈合。起初可用一些药物稀释后冲洗，2周后用凉开水冲洗即可。市场上有专门的妇科冲洗器具，通常需要冲洗2～3个月，月经期不冲洗。

3. 宫颈管狭窄

发生率大约为4%。患者需要注意术后月经情况，如果出现经血不畅或腹痛应及时就诊，必要时行宫颈管扩张术。

4. 关于定期随诊

建议宫颈锥切后头3个月每月看一次医生。主要是检查创面愈合情况，发现异常及时处理，并根据情况告知患者是否继续阴道冲洗。在术后第3个月，会复查宫颈细胞学（TCT）或人乳头瘤病毒；之后第6个月、第9个月、第12个月分别复查，项目同前；第二年还要继续复查，若前几次都正常，则每半年复查一次，如果也正常，就可以一年复查一次。

术后3个月内禁止性生活，以免引起宫颈创面感染和出血。

对于迫切希望妊娠的女性，若宫颈锥切术后明确不需要后续手术，术后 3 个月第一次 TCT 正常，可以妊娠。当然，在术后半年检查 TCT 正常，而且 HPV 转阴或水平明显降低后再怀孕更好。

　　总之，宫颈锥切手术虽小，但也有讲究。它不仅是诊断宫颈病变和早期宫颈癌的重要手术，也能治疗一些早期的宫颈癌。正是：

　　　　过河兵卒可擒王，宫颈锥切似寻常。

　　　　既为诊断又治疗，由小见大有的讲。

　　但是，对于期别更晚的宫颈癌，都有哪些治疗手段呢？是不是不能手术就意味着无法可治呢？答案是否定的！请看下回分解。

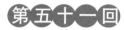

并驾齐驱：子宫颈癌的分期及治疗

> 手术和放射治疗是治疗宫颈癌的两大法宝。手术是
> 传统方法，但自从镭被发现以后，放射治疗成为新的治
> 疗手段，可用于各个期别的患者，而手术则仅适合于某
> 些早期患者。对于符合手术条件的年轻宫颈癌患者，目
> 前认为手术更好，因为手术可以保留阴道功能和卵巢
> 功能。

子宫颈癌是指在宫颈下端宫颈口附近发生的恶性肿瘤，是高危型人乳头瘤病毒（HPV）持续感染所致。如果宫颈上皮内瘤变（CIN）逐渐发展，发生了异常改变的细胞突破基底膜浸润到宫颈上皮下的间质中，疾病就发生质的变化，即从癌前病变转变成癌了。癌细胞进入间质后，受到的约束少了，可以直接蔓延到子宫颈的周围（宫旁）和阴道，还可通过淋巴结或血液循环向邻近区域和远处转移。

【宫颈癌的分期】

宫颈癌的分期采用的是国际妇产科联盟（FIGO）的分期。分期是制订治疗计划的基础，由轻到重，分为 4 期。

I 期：癌组织已经突破基底膜向深部组织浸润，但仍局限于子宫颈范围内。

II 期：癌组织超越子宫颈范围，向上侵犯宫体；向两侧侵入宫旁，但没到骨盆壁；向下侵犯阴道，但未累及阴道下 1/3。

III 期：癌组织侵犯宫旁，达骨盆壁；或向下侵犯阴道下 1/3。

IV 期：癌组织已侵犯直肠或膀胱，或蔓延到外阴部，或盆腔内广泛浸润，或有广泛转移。

【宫颈癌的治疗】

宫颈癌的治疗方法有放射治疗和手术治疗两类。与其他恶性肿瘤一样，早先宫颈癌的治疗方法也是手术切除，称为根治性子宫切除术。除了完整切除宫颈外，需要切除子宫以及可能发生转移的子宫旁和阴道旁组织。根治性子宫切除术的手术范围很大，早期甚至高达一半的患者会死于并发症，但随着手术技术的进步，尤其是抗生素的出现，宫颈癌的术后死亡率明显下降。

1903 年，居里夫人发现放射性元素镭。很快这种能发出放射性的物质就用于宫颈癌的治疗中，称为放射治疗（简称"放疗"）。后来发现了治疗效果更好的放射性物质钴-60，还发明了采用特殊的加速器物理学方法制造出射线进行放疗的方法。放疗在宫颈癌的应用越来越广泛，甚至有一段时间放疗几乎取代了手术。

原则上放疗可以用于任何期别的宫颈癌。从最早的 IA1 期到最晚的 IVB 期，如果患者的临床期别不适合手术，或者身体条件差无法耐受手术，都可以放疗。对于反复发作的 CIN3 或者子宫切除后残端的 CIN3，如果不适合手术，也可放疗。

放疗有两种方式，一种称为"外照射"，也就是用物理学方法（机器）产生放射线，就像手电筒一样照射癌灶。遗憾的是，射线需要透过皮肤、肠道或膀胱后才能到达病灶，所以放疗会引起这些器官的并发症，导致放射性膀胱炎，出现血尿，或者放射性直肠炎，引起腹泻，严重者甚至引起输尿管或肠道损伤，引起尿瘘或粪瘘。幸运的是，目前放疗的聚焦作用越来越先进，有的放疗机器可以用类似多光源投射同一个点的机制，从不同方向向病灶发射放射线。这些不同方向的射线强度不是很大，对所经过的肠管和膀胱的影响较小，但聚焦之后可对癌灶产生杀灭作用。

另外一种放疗称为"内照射"，也称"近距离治疗"，是将特殊的放射性物质放入患者的阴道或宫颈管中，射线在很近的距离发挥作用，对癌灶的作用更强。由于放射线随距离的增加而迅速衰减，对邻近器官的副作用弱。具体选择何种方式的放疗，需要放射科医生决定。

哪些子宫颈癌患者考虑手术或最好选择手术呢？通常而言，早期的、肿瘤可能被切除干净的患者可以考虑手术，晚期肿瘤手术无法切除，或者无法切除干净。宫颈癌除了累及宫颈外，还容易侵犯宫颈周围的组织，包括子宫旁和阴道。如果肿瘤向下侵犯了阴道，但没有达到阴道的下 1/3，称为 IIA 期；如果肿瘤向两侧侵犯子宫旁和宫颈旁组织，但还没有达到外侧的骨盆，称为 IIB 期。在宫颈癌中，一般将 IIA 期以前归为早期，这些患者从手术获得的益处要大于从放疗获得的益处，而受到的伤害则比放疗少。

放疗后的患者阴道会发生挛缩而缺乏弹性，性生活比较困难，同时卵巢也会在放疗中受到照射，功能很快衰竭，患者迅速进入绝经状态，出现更年期综合征和骨质疏松等。而手术能保留阴道功能和卵巢功能，对阴道功能的影响较小，手术中还会将留下来的卵巢人为地移出盆腔，悬吊到腹腔比较高的位置。手术后如果需要补充放疗，放射线对卵巢功能的影响就小很多。

对于适合手术治疗的宫颈癌，都有哪些手术方式呢？这需要医生根据早期宫颈癌的精细分期才能判断。可以说，基于患者病情的不同，从最小的宫颈锥形切除术到子宫切除术，再到保留子宫的根治性宫颈切除术、根治性子宫切除术，甚至到最大的盆腔廓清术，都可以作为宫颈癌的手术方式。

对于 IIA 期的宫颈癌，标准的手术是根治性子宫切除（也称"宫颈癌根治术"或"广泛性子宫切除"），也就是连同宫颈一起完整切除子宫及可能发生转移的子宫旁、宫颈旁，还有阴道旁组织以及盆腔淋巴结。以上就是关于宫颈癌分期和治疗的简单介绍。正是：

良驹宝马并驾驱，治疗法则因人异。

手术固然好手段，放疗亦为硬武器。

而对肿瘤局限于宫颈的 I 期宫颈癌，则情况比较复杂，从肉眼看不见的只能在显微镜下才能看到的病变，到直径 7 厘米～8 厘米、充满整个阴道的菜花样肿物，都属于 I 期。显然需要更精细的分期。

那么，肿瘤学家们对 I 期宫颈癌怎样细分，有哪些手术选择，得了宫颈癌后女性是否还有机会怀孕？如果需要了解，请看下回分解。

附：国际妇产科联盟（FIGO，2018）宫颈癌的分期

I 期　肿瘤局限于宫颈（不考虑扩散至宫体者）

IA　镜下浸润癌，深度 ≤ 5mm

IA1　间质浸润深度 ≤ 3mm

IA2　间质浸润深度 3mm ～ 5mm

IB　肉眼可见癌灶局限于宫颈，或者镜下病灶 >IA2

IB1　肉眼可见癌灶最大径线 ≤ 2cm

IB2　肉眼可见癌灶最大径线 >2cm 但 <4cm

IB3 肉眼可见癌灶最大径线 >4cm

II 期　肿瘤侵及宫颈外组织，但未达盆壁或未达阴道下 1/3

IIA　无宫旁浸润

IIA1　肉眼可见癌灶最大径线 ≤ 4cm

IIA2　肉眼可见癌灶最大径线 >4cm

IIB　有宫旁浸润

III 期　肿瘤浸润达盆壁，和 / 或累及阴道下 1/3，和 / 或引起肾盂积水或肾无功能

IIIA　肿瘤累及阴道下 1/3，没有扩展到盆壁

IIIB　肿瘤扩展到骨盆壁和 / 或引起肾盂积水或肾无功能

IIIC　盆腔和 / 或腹主动脉旁淋巴结受累（用 r 与 p 标记）*

IIIC1　仅有盆腔淋巴结转移

IIIC2　腹主动脉旁淋巴结转移

IV 期　癌扩散超过真骨盆，累及膀胱黏膜，或直肠黏膜（活检证实），和 / 或远处转移

IVA　肿瘤侵犯膀胱黏膜或直肠黏膜，和 / 或超出真骨盆（邻近器官）

IVB　转移至远处器官

＊血管淋巴间隙受累不改变分期，r 为影像学证实，p 为病理学证实。

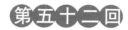

第五十二回

妙算布防：I 期宫颈癌的治疗选择

> I 期宫颈癌的分期是所有妇科肿瘤中最精细的，原因是不同患者选择的治疗方式大不相同。有的仅需要部分切除宫颈（宫颈锥形切除），有的需要完全切除宫颈但保留子宫（保留生育功能），有的需要连同宫颈一起切除子宫，有的还要进一步扩大手术范围。

I 期的子宫颈癌是指肿瘤局限于宫颈，还没有发生转移的宫颈癌，在治疗上有很多选择，需要医生和患者共同精心设计。I 期宫颈癌包括一大类病变，小的病变只有借助显微镜才能看到，大的直径有七八厘米或者更大，呈菜花样，充满整个阴道。显然，不细分是不行的。

【细分 I 期宫颈癌】

I 期宫颈癌大致可分为 IA 和 IB 两个期别。IA 期和 IB 期分别又再分为 IA1、IA2、IB1、IB2 期。IA1 期是指在显微镜下测量肿瘤浸润深度不超过 3 毫米，宽度不超过 7 毫米；IA2 期是指肿瘤浸润深度超过 3 毫米但不超过 5 毫米，而且宽度不超过 7 毫米。如果浸润深度超过 5 毫米，或者任何病变宽度超过 7 毫米，就属于显微镜下的 IB1 期。还有一种 IB1 期是不用显微镜，肉眼就可以看到的病变。如果肿块直径超过 4 厘米，就归为

IB2 期了。

【怎样治疗 I 期宫颈癌】

根据分期，结合患者的年龄和是否有生育要求来选择治疗方式。IA1 期宫颈癌患者，如果无生育要求，最恰当的治疗是连同子宫颈一起全部切除（全子宫切除）；如果患者很年轻、没有生育，可以根据先前锥切切下来的病理标本的边缘情况决定治疗方案。如果切除标本的边缘没有癌，也就是说切除干净了，可以随诊观察，帮助患者尽快怀孕；如果边缘有可疑的癌，可以再次进行锥切。

对于 IA2 期以后的患者，如果患者无生育要求，应该进行范围更广泛的子宫切除，不仅要切除子宫和宫颈，还要切除可能发生转移的子宫旁、阴道旁、紧邻宫颈的上段阴道和盆腔淋巴结。后者是一种较大的妇科肿瘤手术，称为"宫颈癌根治术""根治性子宫切除术"或者"广泛性子宫切除术"。由于在手术中会损伤主管排尿、排便和性功能的神经，手术后患者会出现膀胱功能、直肠功能和性功能障碍。正是这一原因，妇科肿瘤医生开始进行保留自主神经的宫颈癌根治术，一位叫冈林（Okabayashi）的日本医生对此作出的贡献最大，因此这一术式也就以他的名字命名。

宫颈癌根治术是一种有标准套路的手术，除了需要具备外科技巧外，更加考验的是医生对于女性盆腔解剖结构的了解。传统上宫颈癌根治术是通过打开腹腔进行或者通过阴道进行，但从 21 世纪初开始，由于腹腔镜器械和技术的提高，妇科肿瘤医生开始用腹腔镜对宫颈癌进行手术，手术效果与开腹相当，甚至更好。2005 年之后，随着机器人腹腔镜手术的出现，发达国家越来越多的医院用它来对宫颈癌进行手术。与开腹手术方法相比，腹腔镜或机器人腹腔镜手术术后恢复快，不会延误相关治疗，术后形成肠粘连的可能性小，日后放疗引起的肠道问题也会有所减少。

【保留子宫的宫颈癌根治术】

对于 IA2 期和部分 IB1 期肿瘤直径小于 2 厘米的患者，如果有极其强烈的生育要求，同时排除了其他导致不孕的因素，也没有卵巢和子宫等上生殖道疾病，可以只切除宫颈而保留子宫，这样就保留了患者的生育功能，即根治性宫颈切除术。手术的发明者是法国医生达尔让（Dargent），他已于 2005 年辞世。

简单地说，根治性宫颈切除术就是在确认某些早期宫颈癌没有发生盆腔淋巴结转移的前提下，切除 80% ~ 100% 的宫颈和可能发生转移的宫颈旁 2 厘米左右的组织，以及邻近宫颈的 2 厘米的阴道组织。这样不仅宫颈癌得到了治疗，同时子宫得以保留，理论上就保留了生育功能。

目前认为，患者需要满足以下条件才能手术：①患者有强烈的保留生育功能的愿望。②没有其他引起不孕的疾病。③ IA2 期或 IB1 期患者。④病变小于 2 厘米。⑤没有淋巴结转移。⑥没有血管及淋巴管浸润。

可以看出，这种手术的选择性很强，能全部满足条件的患者不多。对于接受了根治性宫颈切除手术的患者，建议手术 6 个月后尝试怀孕。如果自然受孕不成功，可以采用辅助生殖技术助孕。由于早产及流产发生率较高，建议孕 18 ~ 28 周时每两周检查一次，分娩方式一般选择剖宫产。

总之，对于 I 期的宫颈癌，即病变局限于宫颈、没有转移者，需要精细分期，并根据具体情况选择恰当的治疗。正是：

> 神机妙算巧布防，因人因病细衡量。
>
> 手术可大也有小，同一疾病不同方。

最后提到的那一种手术，即根治性宫颈切除，目的就是保留生育功能。而随着宫颈病变和宫颈癌的年轻化，一些生育年龄的女性在做孕前检查时意外发现宫颈癌前病变甚至宫颈癌，该如何处理呢？请看下回分解。

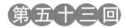

拔萝带泥：孕前检查发现宫颈病变

> 由于育龄女性中宫颈病变的常见性，一些准备怀孕
> 的女性在孕前检查时发现宫颈病变，给家庭的妊娠计划
> 带来麻烦，甚至迫不得已改变宝贝计划。那么，孕前检
> 查发现宫颈病变之后该怎么办呢？

通常而言，对于准备怀孕的女性，除了进行针对心、肝、肾等重要脏器功能的检查，确保女性能够顺利完成怀孕和分娩任务之外，宫颈的检查也是必需的。建议在准备怀孕前的 3 ~ 6 个月进行检查，一旦发现异常还来得及处理，不必改变家庭的"宝贝计划"。

孕前女性的宫颈检查同样遵循细胞学—阴道镜—组织学三阶梯诊断模式。宫颈液基细胞学检查（TCT）是常用的检查，但国外和国内一些有条件的地方已经用人乳头瘤病毒（HPV）检测作为初筛手段。

如果孕前检查 TCT 发现有意义不明的非典型鳞状细胞（ASCUS），则需要进行 HPV 检查。如果 HPV 检测阴性，可以 3 个月后复查 TCT，然后再决定是否可以怀孕。但如果急于怀孕也可以试孕，疾病进展的风险很小。如果 HPV 检测阳性，或者 HPV-DNA 检测的数值很高（<1 为正常，高者可达数千），则应做阴道镜检查。而对于孕前 TCT 检查为低度上皮内病变（LSIL）或更严重病变的女性，更推荐先进行阴道镜检查，弄清楚宫

颈病变的严重程度后再决定是否怀孕。让我们由重至轻反着讨论。

如果不幸确诊是宫颈癌，需要根据临床分期、患者的其他情况和当地医疗条件，决定是否能够保留生育功能。

如果阴道镜检查结果为宫颈上皮内瘤变 3 级（CIN3），宫颈原位癌甚至不除外间质浸润，建议暂时不要怀孕，先做宫颈锥切明确诊断，同时也可能达到治疗目的。因为 CIN3 或更高程度的病变是否会在怀孕的一年中继续恶化无法预测，所以不能心存侥幸。

如果孕前检查发现为宫颈上皮内瘤变 2 级（CIN2），而阴道镜检查不满意，即检查中没有暴露宫颈柱鳞交界区，则需要做切除活检。因还没有生育，一般不做冷刀锥切而进行损伤较小的高频电刀宫颈环形电切（LEEP）。如果阴道镜检查满意，即能够见到完整的柱鳞交界区，可进行宫颈激光治疗。

如果阴道镜检查为 CIN1，TCT 提示为正常、炎症或者 ASCUS、LSIL 等，也就是组织学检查与细胞学检查相符合，且 HPV-DNA 的数值很低（例如数十或更少），可以先不治疗直接怀孕（后面会提到）或半年后复查再定。如果 HPV-DNA 数值很高，目前认为最好治疗后再怀孕。可以阴道局部使用干扰素或者皮下注射胸腺肽等增强免疫能力的药物，停药 2 ~ 3 个月再怀孕；药物治疗无效，而且宫颈有糜烂样外观者，也可行宫颈激光。所谓"治病即治毒"，糜烂面被破坏之后，藏身其中的病毒也多被清除。

如果阴道镜检查宫颈无癌前病变，但 HPV 持续低水平阳性，是否可以怀孕呢？这是一个无法肯定回答的问题，需要患者根据年龄和其他情况决定。总体而言，HPV 对母体比较危险，但对胎儿的影响较小，远不如 TORCH（即弓形虫、巨细胞病毒、单纯疱疹病毒、风疹病毒等）感染。后者对母体影响不大，但能引起流产和胎儿畸形。

啰唆了这么多，把怀孕前宫颈可能发生的癌前病变几乎说了一遍。正是：

拔起萝卜带出泥，好事多磨身心疲。

妊娠最好不带病，孕前检查可避敌。

其实具体到每一位女性，对应的只会是其中一种。由于没有怀孕，治疗上不用考虑胎儿，终归比较单纯。如果怀孕之后才发现宫颈问题，处理起来就很棘手。有多棘手？请看下回分解。

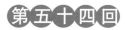

细做文章：妊娠合并宫颈癌的处理

有些女性怀孕前忽略了对宫颈的检查，怀孕之后做产前检查才发现宫颈癌，这个时候处理起来就很棘手。因为既要考虑针对宫颈癌的治疗会对宫内胎儿造成的危险，又要考虑到处理不足对孕妇宫颈癌本身的影响。投鼠忌器，需要掂量，颇为沉重。

妊娠女性宫颈癌的发生率为每 10 万次妊娠中有 1.2 ～ 1.5 例。鉴于子宫颈在维持足月妊娠中的重要性以及宫内妊娠物（胚胎或胎儿）的存在，妊娠期子宫颈癌的处理一直是个两难问题。妊娠期子宫颈癌的处理主要取决于以下几方面，即诊断时的孕周、肿瘤的分期、病理类型、孕妇的意愿（继续妊娠或放弃胎儿，以及未来生育要求）。

【妊娠期宫颈上皮内瘤变和早期子宫颈癌的诊断操作】

目前认为，除非女性在怀孕之前进行了正规的宫颈癌筛查，否则都应在初次产前检查时接受子宫颈细胞学检查。宫颈癌前病变在妊娠期进展至浸润癌的可能性较小，相反，高级别病变还有向低级别病变转变的趋势，因此，只有在怀疑有浸润癌的孕妇中才做活检进行组织学诊断。妊娠期行子宫颈活检一般不会引起大出血和严重并发症，所以对于怀疑子宫颈上皮内瘤变（CIN3）或更严重病变的孕妇，可以直接做宫颈活检或阴道镜指导下的多点活检。

在妊娠期使用伤害较大的侵袭性检查需要谨慎。对于活检不能除外浸润癌的患者，如果孕妇决定放弃胎儿，可以行子宫颈锥形切除术（宫颈锥切）。如果患者希望继续妊娠，因早孕期做宫颈锥切容易引起出血、感染和流产，可以在孕 14 ~ 16 周进行。

【妊娠期宫颈癌的影像学检查】

计算机断层扫描（CT）有助于确定淋巴结转移和肾盂积水。研究认为，妊娠期可以进行 CT 扫描，胎儿接受照射剂量的风险不大，但仍应避免多次扫描，尤其是妊娠 2 ~ 15 周胎儿对辐射最为敏感。核磁共振（MRI）扫描时，胎儿不受放射线的照射，故可对病理证实为子宫颈癌的患者行 MRI 检查。正电子发射体层扫描（PET）本身及使用的同位素对发育中的胎儿的影响尚不清楚，故妊娠期不能进行 PET 检查。

【妊娠期子宫颈癌的治疗】

由于宫内胎儿的存在，妊娠期宫颈癌的治疗很复杂。除了对宫颈癌进行分期外，还应准确计算孕周，做超声检查，筛查染色体异常和神经管畸形的标志物，最大程度地保证胎儿是正常的。一旦妊娠期宫颈癌的诊断和分期明确，需要组织包括妇科肿瘤、产科、儿科和肿瘤放疗科在内的多科会诊，共同确定方案，涉及的并非只是单纯的医疗问题，伦理、情感和文化等因素都需要考虑。

1.IA 期宫颈癌

对于妊娠期的 IA1 期子宫颈癌（浸润深度不超过 3 毫米，宽度不超过 7 毫米），如果患者放弃胎儿且无继续生育要求，可以终止妊娠后切除子宫，或者不终止妊娠而连同胎儿一起切除子宫。对于有生育要求的患者，如果是宫颈鳞癌，有的专家认为可以保守观察，等分娩后再处理。对妊娠期 IA2 期子宫颈癌患者，不主张保守观察。如果患者希望保留胎儿，可适当延迟治疗；如果患者放弃胎儿，则应立即治疗。

2. IB 期和 IIA 期宫颈癌

对于妊娠 20 周之内诊断为 IB 期以上的子宫颈癌，应立即治疗而不再考虑胎儿，可以选择放化疗，也可以行根治性子宫切除和双侧盆腔淋巴切除，术后根据情况决定是否辅助治疗。妊娠期偶然发现子宫颈癌的年轻女性，如果期别早，手术优于放疗，原因是前者能保留卵巢功能。可以终止妊娠后行根治性子宫切除，或者不终止妊娠而直接行根治性子宫切除。

3. IIB 期～ IVA 期宫颈癌

肿瘤对孕妇生命的威胁显而易见，繁衍后代的考虑必须靠后。除非是妊娠周数较大，很快可以结束妊娠，一般需要立即治疗，不再考虑胎儿。

【妊娠期子宫颈癌推迟治疗问题】

一般认为，对于早孕期或者孕 20 周之前发现的子宫颈癌，除非期别很早，由于距离足月很远，需要放弃胎儿并立即治疗。对于晚孕期发现的子宫颈癌，处理时需要考虑孕周，对于一个严重的未成熟胎儿而言，妊娠周数的短暂增加也是有意义的，32 周胎儿的存活能力明显强于 28 周胎儿。相对而言，短期推迟治疗对孕妇的存活无明显影响。但一般建议不将治疗推迟到 32 ～ 34 周以后，确诊子宫颈癌和开始治疗之间的间隔平均应在 2 周，最多不超过 4 周。

谈到妊娠合并宫颈癌，实在很难用轻松的语言化解。只希望公众能像关注明星八卦一样关注自身健康，尤其是准备怀孕的女性，怀孕之前的半年内进行相关检查，充分利用宫颈癌筛查的益处，避免不幸的发生。

正是：

投鼠忌器细考量，避免子损母受伤。

妊娠合并宫颈癌，医患共做好文章。

令人振奋的消息是，科学家们已经成功研制出针对宫颈癌的疫苗，将宫颈癌的防治关口前移了一个水平。欲知详情，请看下回分解。

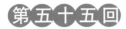
世有高人：人乳头瘤病毒疫苗简介

鉴于已经明确高危型人乳头瘤病毒（HPV）感染是引起宫颈癌的必要条件，科学家们成功研发了针对该病毒的疫苗，已经应用于临床，也进入了中国市场。它针对的是哪些类型的病毒，哪些人应该使用，需要注射几针，效果如何？

既然已经明确宫颈癌是一种传染性疾病，而且病原体已经鉴定为人乳头瘤病毒（HPV），能否像其他传染病的防治一样，通过疫苗接种预防宫颈癌呢？答案是肯定的。

目前确定的 HPV 有 100 多个类型，分为低危型和高危型两类。低危型如 HPV6、HPV11、HPV42、HPV43、HPV44 等，只引起外生殖器湿疣等良性病变；高危型如 HPV16、HPV18、HPV31、HPV33、HPV35、HPV39、HPV45、HPV51、HPV52、HPV56、HPV58、HPV59、HPV66、HPV68 等，则与宫颈癌及宫颈上皮内瘤变（CIN）有关。

大约 80% 的宫颈癌前病变和宫颈癌是由 HPV16 和 HPV18 引起。近斯的研究显示，如果高危型 HPV-DNA 检测结果为阴性，那么 3 年之内发生高级别宫颈病变（即 CIN3 及以上病变）的可能性为 0.33%；如果高危型 HPV 检测阳性，发生 CIN3 及以上病变的可能性增加到 9.63%；如果是 HPV16 阳性，可能性增加到 25.23%！

科学家们已经成功研制了 HPV 疫苗。目前国外有 3 种 HPV 疫苗上市，分别是希瑞适（Cervarix）、佳达修（Gardasil）和佳达修 -9。

希瑞适是二价疫苗，可以预防由 HPV16 及 HPV18 型病毒引起的宫颈癌前病变和宫颈癌，同时对 HPV31、HPV33、HPV35 和 HPV52 的感染具有交叉保护作用。

佳达修是一种针对 HPV16、HPV18 和 HPV6、HPV11 的四价疫苗。

佳达修 -9 则在佳达修的基础上，还可预防 HPV31、HPV33、HPV35、HPV52 和 HPV58 的感染。

专家们认为，疫苗的使用应在女性有性接触之前。女性一旦开始性生活后，很快就会遭遇 HPV。目前，上述 3 种疫苗的推荐接种年龄均为 9 ～ 45 岁，一般需要在半年之内接种 3 剂，但有研究认为接种 2 剂也可达到预防目的。疫苗的优先接种人群是 9 ～ 15 岁的女性，在男童中接种也能降低女性宫颈癌的发生。

有一段时间陆续报告了该疫苗的一些副作用，但多数都很轻微，如注射部位出现红疹、肿胀及疼痛，或发生过敏反应，但也有发热、呕吐、晕眩、肌肉无力及麻痹症状。专家们认为疫苗总体而言是安全的，很多副反应可能来自注射本身而不是疫苗。

HPV 疫苗并不能使已经形成的癌前病变逆转成为正常，所以对于已经有病变的患者，其使用价值不大。但是，如果已经检查发现 HPV 感染，甚至发展为宫颈癌前病变，各种治疗转为阴性之后，有没有必要接种 HPV 疫苗呢？对这些女性，以前都不推荐接种 HPV 疫苗，原因在于在所有针对疫苗进行的临床试验中，为了统计的方便和疗效分析的可比性，选择患者时会排除有 HPV 感染的患者。但研究显示，对于有 HPV 感染历史，或者锥切之后复查 HPV 阴性的女性，注射 HPV 疫苗能显著降低再次感染

HPV 和发生 CIN 的概率。

令人欣喜的是，国产的二价 HPV 疫苗馨可宁和沃泽惠已经上市，接种年龄也是 9 ～ 45 岁的女性。相信在不久的将来，会有更多种类的国产 HPV 疫苗上市，为更多的中国妇女提供保护。正是：

真有高人怀绝技，疫苗能把癌症避。

二四九价差别小，更喜国产已上市。

的确，人乳头瘤病毒疫苗的成功研制是宫颈癌防治战役的重大胜利之一。其实，前面提到的宫颈癌前病变和宫颈癌的筛查、三阶梯诊断模式和针对宫颈癌的各种治疗，都是宫颈癌不同纵深的防御体系的重要环节。请看下回分解。

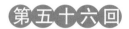

固若金汤：谈谈宫颈癌的三级预防

兵法云：不战而屈人之兵，善之善者也。古人说：上医治未病，中医治欲病，下医治已病。上述说的都是预防胜于治疗。与心血管疾病、糖尿病等慢性疾病类似，宫颈癌也有类似的三级预防体系。遵循这些预防体系，就可能最大程度阻挡晚期宫颈癌的发生。

2012 年，在美国访问期间，我铆足了劲儿要去观摩他们用高精尖的机器人辅助腹腔镜做宫颈癌手术，但在 4 个月访问期间，竟然只见到过两例手术。而在国内的临床工作中，我们一个病房每周至少都有 3 台宫颈癌手术！与美国同行交流后得知，美国每年大约有 1 万例女性因宫颈癌手术，分配到每家医院，每年也就 10 多台。的确，包括中国在内的发展中国家宫颈癌较为常见，而且近年发病率呈上升趋势，但在欧美等发达国家，宫颈癌尤其是晚期子宫颈癌患者已经非常少见。

导致欧美国家宫颈癌患者显著减少的原因有两个：一是子宫颈癌筛查系统的建立，二是病因的明确——高危型人乳头瘤病毒（HPV）感染与子宫颈癌之间有明确的因果关系。正因为如此，目前认为宫颈癌是可以预防、可以治愈的肿瘤，关键是在于病因学预防，以及对癌前病变的识别和处理。不妨借鉴心血管疾病和糖尿病等慢性疾病的防治体系，把宫颈癌的防治也分为三级。

【一级预防（病因学预防）】

一级预防是在疾病尚未发生时针对致病因素（或危险因素）采取措施，是预防疾病和消灭疾病的根本措施。可以认为，HPV 疫苗的使用，是子宫颈癌的一级防治措施，能使大多数女性免于罹患子宫颈癌前病变和子宫颈癌。但可以预料，随着时间推移，病毒会进化出逃逸对策，因此，不可能完全取代后述的二级防治措施。目前认为 HPV 疫苗的适用人群为 9 ～ 26 岁无性生活的女性，一旦有性生活后，免疫效力下降。

【二级预防（发病学预防）】

二级预防指对于特定高风险人群筛检癌前病变或早期肿瘤病例，从而进行早期发现、早期预防、早期治疗，其措施包括筛查和干预试验。对子宫颈癌前病变的筛查和处理，是子宫颈癌的二级防治措施。推荐 21 岁以上的女性或者有性生活 3 年以上的女性，至少每 2 年做一次宫颈细胞学检查（目前广泛采用的是液基细胞学检查，即 TCT），有条件的地区，可将 HPV 检测作为筛查手段。根据情况决定是否进行阴道镜检查，必要时做宫颈锥形切除术。可以说，如果这样定期做防癌检查，子宫颈癌很难发展成为晚期。

【三级预防（临床预防）】

三级预防指对现肿瘤患者防止复发，减少其并发症，防止致残，提高生存率和康复率，以及减轻患者由肿瘤引起的疼痛等措施，如三阶梯止痛、临终关怀等。对确诊的子宫颈癌的手术切除、放射治疗加上化学药物治疗（放化疗）是宫颈癌的三级防治措施。目前早期子宫颈癌的治疗效果好，晚期或复发患者效果仍不理想。

乐观地认为，随着 HPV 疫苗的广泛应用，子宫颈癌前病变筛查和处理的规范化，晚期子宫颈癌会越来越少。然而"道高一尺，魔高一丈"，人类与疾病的博弈远非如此简单。正如流感病毒一样，HPV 也可能发生适应性改变，说彻底消灭宫颈癌尚言之过早。

以上就是宫颈癌三级预防的简单介绍。正是：

三道防线若金汤，拱卫宫颈守健康。

一级疫苗二级筛，三级防治在临床。

到此为止，讲完了女性子宫及其邻居的构造和功能，子宫在执行任务时（怀孕和分娩）可能发生的重大事件，下游邻居（外阴和阴道）及子宫门户（子宫颈）的健康问题。接下来在《话说生命之宫（下卷）》中将讨论人类原始生命赖以成长的土壤——子宫内膜的健康问题，还包括子宫壁、子宫的上游邻居（输卵管、卵巢）和远房亲戚（乳房）的问题。

附：加速消除宫颈癌全球战略

2020 年 11 月 17 日，世界卫生组织（WHO）正式启动了加速消除宫颈癌全球战略，这标志着世界各国根据第七十三届世界卫生大会通过的决议，首次共同承诺消除一种癌症。

该战略认为，宫颈癌是一种可预防、可治愈的疾病，然而却也是全球女性中第四常见癌症。如果不采取进一步行动，预计 2018 年至 2030 年期间每年新增宫颈癌病例将从 57 万例增加到 70 万例，每年死亡人数预计将从 31.1 万例增加到 40 万例。在低收入和中等收入国家，宫颈癌发病率几乎是高收入国家的两倍，死亡率是高收入国家的三倍。

加速消除宫颈癌全球战略包括三个关键措施：疫苗接种、筛查和治疗。到 2050 年，成功实施这三项措施可以减少 40% 以上的新病例和 500 万例相关死亡。该战略提出，到 2030 年实现下列目标，将使所有国家走上消除宫颈癌的道路：90% 的女孩在 15 岁之前完成人乳头瘤病毒疫苗接种；70% 的妇女在 35 岁和 45 岁之前接受高效检测方法筛查；90% 确诊宫颈疾病的妇女得到治疗（90% 癌前病变阳性妇女得到治疗，90% 浸润性癌病例得到管理）。

中国将全力支持世界卫生组织提出的加速消除宫颈癌全球战略。这意味着，中国将与 193 个国家携手向宫颈癌说"不"，通过明确疫苗接种、筛查和治疗三级防治路径，推动全球实现消除宫颈癌的目标。

附文索引

附录：妊娠期用药的安全性分类表

（仅供参考，具体用药由医生决定）

药品通用名	用药方式	妊娠期分级
阿德福韦酯	口服	C
阿卡波糖	口服	B
阿米卡星	肠道外	D
阿米替林	口服	C
阿莫西林	口服	B
阿那曲唑	口服	C
阿普唑仑	口服	D
阿奇霉素	口服、肠道外	B
阿司匹林	口服	C；D（如在妊娠晚期大量使用）
阿糖胞苷	肠道外	D
阿替洛尔	口服	D
阿托伐他汀	口服	X
阿托品	任何途径	C
阿昔洛韦	任何途径	B
艾司唑仑	口服	X
氨苄西林	口服	B
氨茶碱	任何途径	C
氨基己酸	口服、肠道外	C
氨甲环酸	口服、肠道外	B
氨力农	肠道外	C
氨磷汀	肠道外	C
氨氯地平	口服	C
氨曲南	肠道外	B
胺碘酮	口服、肠道外	D
奥利司他	口服	B
奥美拉唑	口服、肠道外	C
奥曲肽	肠道外	B
奥沙利铂	肠道外	D

药品通用名	用药方式	妊娠期分级
白蛋白	肠道外	C
贝那普利	口服	C；D（如在妊娠中、晚期用药）
倍氯米松	口鼻吸入	C
倍他米松	任何途径	C；D（如在妊娠早期用药）
苯巴比妥	肠道外	D
苯丙醇胺	口服	C
苯海拉明	口服、肠道外	B
苯丁酸氮芥	口服	D
苯海索	口服	C
苯妥英	口服、肠道外	D
比索洛尔	口服	C；D（如在妊娠中、晚期用药）
吡格列酮	口服	C
表柔比星	肠道外	D
别嘌醇	口服、肠道外	C
丙泊酚	肠道外	B
丙磺舒	口服	C
丙硫氧嘧啶	口服	D
丙戊酸	口服、肠道外	D
博莱霉素	肠道外	D
布比卡因	肠道外	C
布地奈德	吸入	B
布洛芬	口服、直肠	C
	口服	B；D（如在妊娠晚期或临分娩时用药）
布美他尼	口服、肠道外	C
长春瑞宾	肠道外	D
长春新碱	肠道外	D
雌二醇	任何途径	X
达卡巴嗪	肠道外	C
达那唑	口服	X
单硝酸异山梨酯	口服	C
胆骨化醇	任何途径	C；D（如剂量超过每日推荐剂量）

药品通用名	用药方式	妊娠期分级
地尔硫卓	口服、肠道外	C
地芬诺酯	任何途径	C
地高辛	口服	C
地塞米松	眼部	C
	口服、肠道外	C；D（如在妊娠早期用药）
地西泮	口服、肠道外	D
碘	任何途径	D
丁丙诺啡	肠道外	C
丁卡因	任何途径	C
东莨菪碱	任何途径	C
对乙酰氨基酚	口服	B
多巴胺	肠道外	C
多巴酚丁胺	肠道外	B
多奈哌奇	口服	C
多柔比星	肠道外	D
多塞平	任何途径	C
多沙唑嗪	口服	C
多西他赛	肠道外	D
多黏菌素B	任何途径	B
鹅脱氧胆酸	口服	X
恩氟烷	吸入	B
二甲双胍	口服	B
二羟丙茶碱	任何途径	C
法莫替丁	口服	B
泛昔洛韦	口服	B
放线菌素D	肠道外	C
非洛地平	口服	C
非那雄胺	口服	X
芬太尼	肠道外、经皮	C；D（如在临近分娩时长期大量使用）
酚苄明	口服	C
酚酞	任何途径	C
酚妥拉明	任何途径	C

药品通用名	用药方式	妊娠期分级
呋喃妥因	口服	B
呋塞米	口服、肠道外	C；D（如用于妊娠高血压患者）
氟伐他汀	口服	X
氟康唑	口服、肠道外	C
氟尿嘧啶	肠道外	X
	局部/皮肤	X
氟哌啶醇	口服、肠道外	C
氟哌利多	肠道外	C
氟轻松	局部/皮肤	C
氟他胺	口服	D
氟替卡松	吸入	C
	局部/皮肤	C
福莫特罗	吸入	C
福辛普利	口服	C；D（如在妊娠中、晚期用药）
复方磺胺甲基异恶唑	口服、肠道外	C；D（如在分娩前用药）
钆喷酸普胺	任何途径	C
钙	任何途径	B
甘精胰岛素	肠道外	C
甘露醇	肠道外	C
肝素	肠道外	C
干扰素	肠道外	C
睾酮	任何途径	X
格拉司琼	口服、肠道外	B
格列苯脲	口服	C
格列吡嗪	口服	C
格列美脲	口服	C
莨菪碱	任何途径	C
更昔洛韦	口服、肠道外	C
	眼球内	C
骨化三醇	任何途径	C；D（如剂量超过每日推荐剂量）
胍乙啶	口服	C
鬼臼毒素	局部/皮肤	C

药品通用名	用药方式	妊娠期分级
核黄素	任何途径	A，C（如剂量超过每日推荐剂量）
红霉素	任何途径	B
红细胞生成素	肠道外	C
华法林	口服	X
环孢素	肠道外	C
环丙沙星	任何途径	C
环磷酰胺	口服、肠道外	D
黄体酮	任何途径	D
磺胺嘧啶	口服	C；D（如在临分娩时用药）
吉西他滨	肠道外	D
己烯雌酚	任何途径	X
加兰他敏	口服	B
加替沙星	眼部	C
	口服、肠道外	C
甲氨蝶呤	口服、肠道外	X
甲睾酮	任何途径	X
甲泼尼龙	口服、肠道外	C
甲羟孕酮	肠道外	X
甲巯咪唑	口服	D
甲硝唑	任何途径	B
甲状腺素	任何途径	A
间羟胺	任何途径	C
降钙素	鼻腔、肠道外	C
可的松	口服、肠道外	C；D（如在妊娠早期用药）
克拉霉素	口服、肠道外	C
克拉维酸	任何途径	B
克林霉素	任何途径	B
拉贝洛尔	口服	C；D（如在妊娠中、晚期用药）
拉米夫定	口服	C
来氟米特	口服	X
来曲唑	口服	D
兰索拉唑	口服	B

药品通用名	用药方式	妊娠期分级
雷米普利	口服	C；D（如在妊娠中、晚期用药）
雷尼替丁	口服、肠道外	B
利巴韦林	任何途径	X
利多卡因	肠道外	B（作为局麻药和抗心律失常药使用）
	局部/皮肤	B
利福平	口服、肠道外	C
利血平	口服、肠道外	C
链霉素	肠道外	D
两性霉素B	肠道外	B
	局部/皮肤	B
林可霉素	口服、肠道外	B
磷酸氟达拉滨	肠道外	D
硫普罗宁	口服	C
硫酸镁	任何途径	B
硫酸鱼精蛋白	肠道外	C
柳氮磺胺吡啶	口服、直肠	B；D（如在临分娩时用药）
氯胺酮	肠道外	B
氯苯那敏	口服	B
氯吡格雷	口服	B
氯丙嗪	口服、肠道外	C
氯化琥珀胆碱	肠道外	C
氯化钾	任何途径	A
氯雷他定	口服	B
氯马斯汀	口服	B
氯霉素	任何途径	C
氯米芬	口服	X
氯沙坦	口服	C；D（如在妊娠中、晚期用药）
氯唑沙宗	口服	C
罗格列酮	口服	C
螺内酯	口服	C；D（如用于妊娠高血压患者）
洛美沙星	眼部	C
	口服	C（禁用于妊娠早期）

药品通用名	用药方式	妊娠期分级
洛哌丁胺	口服	B
麻黄碱	任何途径	C
吗啡	口服、肠道外	C；D（如在临分娩时长期、大量使用）
麦角胺	任何途径	X
毛花苷丙	任何途径	C
美罗培南	肠道外	B
美洛西林	肠道外	B
美司钠	肠道外	B
美托洛尔	口服、肠道外	C；D（如在妊娠中、晚期用药）
美西律	口服	C
门冬酰胺酶	肠道外	C
门冬胰岛素	肠道外	C
咪达唑仑	口服、肠道外	D
咪康唑	局部/皮肤	C
	阴道	C
米非司酮	口服	X
米力农	肠道外	C
米索前列醇	口服	X
米托恩醌	肠道外	D
免疫球蛋白	肠道外	C
纳络酮	肠道外	B
萘丁美酮	口服	C；D（如用于妊娠晚期或临分娩时用药）
尼莫地平	口服、肠道外	C
尿促性素	肠道外	X
尿激酶	肠道外	B
尿素	任何途径	C
诺氟沙星	眼部、口服	C（妊娠妇女慎用，尤其是早期）
帕米膦酸	肠道外	D
哌拉西林	肠道外	B
哌替啶	口服	B；D（如在临分娩时长期、大量使用）
哌唑嗪	口服	C

药品通用名	用药方式	妊娠期分级
泮托拉唑	口服、肠道外	B
泼尼松	口服	C；D（如在妊娠早期用药）
泼尼松龙	眼部	C
	口服、肠道外	C；D（如在妊娠早期用药）
葡萄糖酸钙	肠道外	C
普罗帕酮	口服	C
普萘洛尔	口服、肠道外	C；D（如在妊娠中、晚期用药）
羟氯喹	口服	C
青霉胺	口服	D
氢化可的松	任何途径	C；D（如在妊娠早期用药）
氢氯噻嗪	任何途径	B；D（如用于妊娠高血压患者）
庆大霉素	任何途径	C
曲马多	口服、肠道外	C
去氨加压素	任何途径	B
去甲肾上腺素	任何途径	C
去乙酰毛花苷	任何途径	C
去氧孕烯	任何途径	X
炔诺酮	任何途径	X
人免疫球蛋白	肠道外	C
绒促性素	肠道外	X
柔红霉素	肠道外	D
乳果糖	口服	B
瑞格列奈	口服	C
塞来昔布	口服	C；D（如用于妊娠晚期或临分娩时用药）
噻氯匹定	口服	B
噻吗洛尔	眼部	C
	口服	C；D（如用于妊娠中、晚期用药）
赛庚啶	口服	B
硝酸甘油	经舌、皮	C
色甘酸	任何途径	B
三唑仑	口服	X

药品通用名	用药方式	妊娠期分级
沙丁胺醇	吸入、口服、肠道外	C
沙利度胺（反应停）	口服	X
沙美特罗	吸入	C
肾上腺素	鼻、眼、肠道外	C
生长抑素	肠道外	B
双氯芬酸	眼、口服、肠道外	B；D（如用于妊娠晚期或临分娩时用药）
	局部/皮肤	B
双嘧达莫	口服	B
水合氯醛	口服、直肠	C
顺铂	肠道外	D
司坦唑醇	口服	X
四环素	眼部、口服	D
	局部/皮肤	B
缩宫素	肠道外	X
索他洛尔	口服、肠道外	B；D（如在妊娠中、晚期用药）
他莫昔芬	口服	D
他克莫司	口服、肠道外	C
	局部/皮肤	C
坦索罗辛	口服	B
碳酸钙	任何途径	C
碳酸镁	任何途径	B
碳酸氢钠	任何途径	C
特布他林	吸入、口服、肠道外	B
特拉唑嗪	口服	C
替米沙坦	口服	C；D（如在妊娠中、晚期用药）
替莫唑胺	口服	D
替尼泊苷	肠道外	D
铁	任何途径	C

药品通用名	用药方式	妊娠期分级
酮康唑	口服、局部/皮肤	C
酮洛芬	口服	B；D（如用于妊娠晚期或临分娩时用药）
酮替芬	眼部	C
头孢氨苄	口服	B
头孢羟氨苄	口服	B
头孢唑啉	肠道外	B
头孢呋辛	口服、肠道外	B
头孢孟多	肠道外	B
头孢克洛	口服	B
头孢他定	肠道外	B
头孢哌酮	肠道外	B
头孢噻肟	肠道外	B
头孢曲松	肠道外	B
头孢克肟	口服	B
头孢唑肟	肠道外	B
头孢美唑	任何途径	B
头孢吡肟	肠道外	B
土霉素	任何途径	D
托吡卡胺	眼部	C
托拉塞米	口服、肠道外	B
托瑞米芬	口服	D
万古霉素	口服	B
	肠道外	C
维甲酸	口服	D
	局部/皮肤	C
维库溴铵	肠道外	C
维拉帕米	口服、肠道外	C
维生素D	任何途径	A；D（如剂量超过每日推荐剂量）
维生素E	任何途径	A；D（如剂量超过每日推荐剂量）
伪麻黄碱	任何途径	C
西地那非	口服	B
西米替丁	口服、肠道外	B

药品通用名	用药方式	妊娠期分级
西沙比利	口服	C
西司他丁	肠道外	C
西替利嗪	口服	B
氯己定	口腔咽喉	B
	牙周植入	C
硝苯地平	口服	C
硝普钠	肠道外	C
硝酸异山梨酯	口服、肠道外	C
	口含、经皮	C
缬沙坦	口服	C；D（如在妊娠中、晚期用药）
辛伐他汀	口服	X
新斯的明	口服、肠道外	C
胸腺肽	肠道外	C
溴丙胺太林	口服	C
溴隐亭	口服	B
亚胺培南	肠道外	C
亚叶酸钙	口服、肠道外	C
盐酸甲氧氯普胺	口服、肠道外	B
盐酸罂粟碱	任何途径	C
伊立替康	肠道外	D
伊曲康唑	口服、肠道外	C
依那普利	口服	C；D（如在妊娠中、晚期用药）
依诺沙星	任何途径	C
依托泊苷	肠道外	D
胰岛素	肠道外	B
乙胺丁醇	口服	B
乙酰唑胺	口服、肠道外	C
异丙嗪	口服、肠道外	C
异丙肾上腺素	肠道外	C
异丙托溴铵	吸入、鼻腔	B
异环磷酰胺	肠道外	D
异烟肼	口服、肠道外	C

药品通用名	用药方式	妊娠期分级
抑肽酶	肠道外	B
益康唑	局部/皮肤	C；不宜使用，尤其是妊娠早期
	阴道	C；不宜使用，尤其是妊娠早期
吲达帕胺	口服	B；D（如用于妊娠高血压患者）
吲哚美辛	口服、肠道外	B；D（如持续使用超过48小时，或在妊娠34周以后用药）
	眼部、直肠	B；D（如持续使用超过48小时，或在妊娠34周以后用药）
荧光素	眼部	C
	肠道外	X
右美沙芬	口服	C
右旋糖苷	肠道外	C
右旋糖苷铁	肠道外	C
愈创木酚甘油醚	口服	C
孕二烯酮	任何途径	X
樟脑	任何途径	C
制霉素	阴道	A
	口服、局部/皮肤、口腔咽喉	C / C
重组人红细胞生成素	肠道外	C
重组人粒细胞集落刺激因子	肠道外	C
紫杉醇	肠道外	D
左甲状腺素钠	口服	A
左旋多巴	口服	C
左旋咪唑	口服	C
左氧氟沙星	眼部	C；仅用于妊娠早期
	口服、肠道外	C；仅用于妊娠早期